Erste Hilfe in den Bergen

Springer Nature More Media App

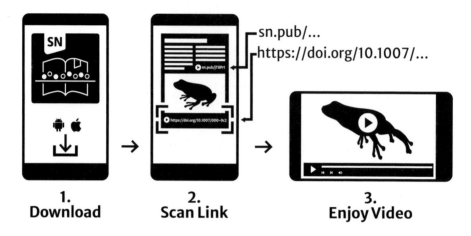

sn.pub/...
https://doi.org/10.1007/...

1.
Download

2.
Scan Link

3.
Enjoy Video

Support: customerservice@springernature.com

Tobias Huber • Josef Burger
Alexander Egger • Stefan Heschl
Markus Isser • Matthias Pimiskern
Roland Rauter • Joachim Schiefer

Erste Hilfe in den Bergen

Unfälle und Notfälle beim Wandern, Bergsteigen und Klettern

Mit über 77 farbigen Fotos und 6 Videos

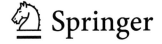 Springer

Tobias Huber
Ebensee
Ebensee, Österreich

Alexander Egger
Gaming
Gaming, Österreich

Markus Isser
Österreichischer Bergrettungsdienst -
Land Tirol
Telfs, Österreich

Roland Rauter
Stadelbach
Stadelbach, Österreich

Josef Burger
Lienz
Lienz, Österreich

Stefan Heschl
Graz
Graz, Österreich

Matthias Pimiskern
Bad Fischaubrunn
Bad Fischaubrunn, Österreich

Joachim Schiefer
Spittal/Drau
Spittal/Drau, Österreich

Die Online-Version des Buches enthält digitales Zusatzmaterial, das berechtigten Nutzern durch Anklicken der mit einem „Playbutton" versehenen Abbildungen zur Verfügung steht. Alternativ kann dieses Zusatzmateril von Lesern des gedruckten Buches mittels der kostenlosen Springer Nature „More Media" App angesehen werden. Die App ist in den relevanten App-Stores erhältlich und ermöglicht es, das entsprechend gekennzeichnete Zusatzmaterial mit einem mobilen Endgerät zu öffnen.

ISBN 978-3-662-65053-0   ISBN 978-3-662-65054-7   (eBook)
https://doi.org/10.1007/978-3-662-65054-7

Die Deutsche Nationalbibliothek verzeichnet diese Publikation in der Deutschen Nationalbibliografie; detaillierte bibliografische Daten sind im Internet über http://dnb.d-nb.de abrufbar.

Umschlagfoto © Adobe Stock, Forgem
Zeichnungen: © Michaela von Aichberger, Coburg

Planung/Lektorat: Renate Eichhorn
Springer ist ein Imprint der eingetragenen Gesellschaft Springer-Verlag GmbH, DE und ist ein Teil von Springer Nature.
Die Anschrift der Gesellschaft ist: Heidelberger Platz 3, 14197 Berlin, Germany

Vorwort

In den letzten Jahren erfreut sich die Bewegung im alpinen Gelände, wie sie in ihren vielfältigsten Formen möglich ist, steigender Beliebtheit. Sie fördert sowohl die physische als auch die psychische Gesundheit in allen Altersgruppen. Verbesserte Ausrüstung, die bessere Erschließung des alpinen Raums, die Teilnahme an alpinen Aus- und Weiterbildungskursen und nicht zuletzt eine gewissenhafte Vorbereitung auf die geplanten Unternehmungen sind Faktoren, die die Verletzungs- und Erkrankungsfälle im alpinen Raum zum Glück nicht im gleichen Ausmaß steigen lassen.

Kommt es während einer Bergtour dennoch zu einer Verletzung oder Erkrankung, so bedeutet dies für den oder die Betroffenen auf Grund vieler Unwägbarkeiten eine ungleich höhere psychische und physische Belastung. Neben objektivierbaren Gefahrenmomenten und vielfach unwirtlichen Umgebungsbedingungen führen verlängerte Eintreffzeiten professioneller Rettungskräfte und langwierige Abtransporte zu einer im Vergleich zum urbanen Umfeld deutlich höheren Belastung.

Für den Ersthelfer gilt es, den Zeitraum bis zum Eintreffen der Berg- oder Flugrettung kompetent zu überbrücken, sei es durch konkrete Erste-Hilfe-Maßnahmen oder eine unterstützende psychologische Erste Hilfe.

Diese Aufgabe zeigt sich oftmals dadurch erschwert, dass es sich hierbei nicht selten um persönliche Angehörige oder gute Bergkameraden handelt.

Mit dem vor Ihnen liegenden Werk dürfen wir Ihnen das theoretische Handwerkzeug mitgeben, um Erkrankungen und Verletzungen im alpinen Gelände kompetent zu versorgen. Verfasst wurde dieses Handbuch von erfahrenen Bergrettungsärzten, sowie Bergrettern mit langer Erfahrung in Einsatzdienst und Ausbildung.

„Erste Hilfe am Berg – Unfälle und Notfälle im alpinen Gelände" ersetzt kein Training praktischer Fertigkeiten – es ermöglicht jedoch, das Wissen um Erste-Hilfe-Leistungen im alpinen Gelände aufzufrischen und zu erweitern. Ein Wissen, welches jedoch auf Grund stetig neuer medizinischer Erkenntnisse auch einem Wandel unterliegt.

Wir wünschen Ihnen mit diesem Buch viel Spaß und eine unfall- und erkrankungsfreie Zeit im Rahmen Ihrer Unternehmungen.

Die Autoren

Gender-Hinweis: Aus Gründen der besseren Lesbarkeit wird auf die gleichzeitige Verwendung der Sprachformen männlich, weiblich und divers (m/w/d) verzichtet.

Sämtliche Personenbezeichnungen gelten gleichermaßen für alle Geschlechter.

Inhaltsverzeichnis

3   Lebensrettende Sofortmaßnahmen   31
Matthias Pimiskern und Tobias Huber

4   Der menschliche Körper   43
Alexander Egger

5   Verletzungen im Bergsport   49
Joachim Schiefer

10 Notfälle bei Kindern 131

Josef Burger

11 Praktisches Arbeiten und Improvisieren im Gelände 139

Stefan Heschl, Tobias Huber und Markus Isser

Über die Autoren

Dr. Josef Burger Facharzt für Kinderheilkunde, Arzt für Allgemeinmedizin, Landesarzt Bergrettungsdienst Tirol, (Transalp-) Notarzt, Diploma in Wilderness und Expedition Medicine, Doctor in mountain medicine

Dr. Alexander Egger Facharzt für Anästhesie und Intensivmedizin, Arzt für Allgemeinmedizin, Chefarzt Bergrettungsdienst Österreich, Landesarzt Stv. Bergrettungsdienst Niederösterreich, (ltd.) Notarzt, Flugrettungsarzt, Diplom Alpin- und Höhenmedizin, Diplom Innerklinische Notfallmedizin

Priv. Doz. DDr. Stefan Heschl Facharzt für Anästhesiologie und Intensivmedizin, Landesarzt Bergrettungsdienst Steiermark, Notarzt

Dr. Tobias Huber Facharzt für Anästhesiologie und Intensivmedizin, Arzt für Allgemeinmedizin, Chefarzt Stv. Bergrettungsdienst Österreich, Landesarzt Bergrettungsdienst Oberösterreich, (ltd.) Notarzt, Flugrettungsarzt, Experte EUCP Katastrophenmanagement, Diplom Tauchmedizin

DGKP Markus Isser Diplomierter Anästhesie- und Intensivpfleger, Medizinreferent Bergrettungsdienst Tirol, TREMA Trainer

Dr. Matthias Pimiskern Assistenzarzt für Anästhesie und Intensivmedizin, Arzt für Allgemeinmedizin, Landesarzt Bergrettungsdienst Niederösterreich/ Wien, Notarzt

Dr. Roland Rauter Facharzt für Innere Medizin, Arzt für Allgemeinmedizin, Landesarzt Bergrettungsdienst Kärnten, Notarzt, Flugrettungsarzt, Diplom Alpin- und Höhenmedizin

Dr. Joachim Schiefer Facharzt für Orthopädie und Unfallchirurgie, Zusatzfach Sporttraumatologie, Arzt für Allgemeinmedizin, Landesarzt Bergrettungsdienst Salzburg, (ltd.) Notarzt, ehem. Flugrettungsarzt, Diplom Alpin- und Höhenmedizin, Diplom Sportmedizin

1

Sicher in den Bergen unterwegs

Alexander Egger und Tobias Huber

Ergänzende Information Die elektronische Version dieses Kapitels enthält Zusatzmaterial, auf das über folgenden Link zugegriffen werden kann [https://doi.org/10.1007/978-3-662-65054-7_1]. Die Videos lassen sich durch Anklicken des DOI Links in der Legende einer entsprechenden Abbildung abspielen, oder indem Sie diesen Link mit der SN More Media App scannen.

A. Egger (✉)
Abt. für Anästhesie u. Intensivmedizin, Landesklinikum Scheibbs,
Scheibbs, Österreich
e-mail: alexander.egger@bergrettung.at

T. Huber (✉)
Salzkammergut Klinikum Vöcklabruck, Institut für Anästhesie u. Intensivmedizin,
Vöcklabruck, Österreich
e-mail: tobias.huber@bergrettung.at

© Springer-Verlag GmbH Deutschland, ein Teil von Springer Nature 2022
T. Huber et al., *Erste Hilfe in den Bergen*, https://doi.org/10.1007/978-3-662-65054-7_1

„weil er da ist."

George Leigh Mallory – britische Bergsteigerlegende, auf die Frage, warum er den Mount Everest 1921 unbedingt besteigen wollte.

Schon immer ist der Mensch in den Bergen unterwegs: Seit Jahrtausenden ist das Gebirge Lebensraum, Wirtschaftsraum, Hoheitsgebiet und Sehnsuchtsort gleichermaßen und die Menschen müssen sich seinen Bedingungen stellen. Von Ötzi über Alexander den Großen bis zu den Bergpionieren unserer Zeit haben die Menschen Berge und Pässe aus ganz unterschiedlichen Gründen erklommen, überschritten und gemeistert. Der Bergsport ist dabei die jüngste Motivation, in die Berge zu gehen, und vielleicht sogar die schönste, denn man tut es rein um der Berge Schönheit Willen.

Dabei wieder sicher und gesund nach Hause zu kommen, muss unser oberstes Ziel sein. Nur so können wir die Berge weiterhin genießen. Diese Publikation will dabei ein kompetenter Begleiter und Ratgeber sein, um ein besseres Verständnis für medizinische Notfälle und geeignete Erste-Hilfe-Maßnahmen im Bergsport zu bekommen. Sie richtet sich an alle, die in den Bergen unterwegs sind, aus den unterschiedlichsten Motivationen, bei der Ausübung der unterschiedlichsten Betätigungen: Alpinisten, Sportkletterer, Skitourengeher, Jäger, Bergführer, Forstarbeiter und viele mehr, die bereit sind, als ambitionierte Ersthelfer in die Berge zu gehen (Abb. 1.1).

Die sieben Sicherheitstipps des Österreichischen Bergrettungsdienstes

Der Österreichische Bergrettungsdienst hat sieben einfache Sicherheitstipps herausgegeben als Empfehlung für sichere alpinistische Unternehmungen. Sie sollen in aller Kürze am Anfang dieses Erste-Hilfe-Buches stehen, bevor auf jeden einzelnen dieser Ratschläge im weiteren Verlauf näher eingegangen wird.

Selbsteinschätzung

Schätze dein Können und deine Kräfte sowie jene der Begleiter, insbesondere von Kindern, ehrlich ein. Richte bei der Tourenplanung die Länge und die Schwierigkeit der Tour danach. Häufige Unfallursachen sind Übermüdung, Erschöpfung und Überforderung. Gute körperliche Fitness und eine Ausbildung bei einem alpinen Verein schaffen Sicherheit.

Tourenplanung

Eine sorgfältige Tourenplanung verringert das Risiko von unliebsamen Überraschungen. Plane eine Alternative, falls sich die Bedingungen vor Ort so verändern, dass eine Durchführung der Tour zu gefährlich wäre. Passe dein Verhalten während der Tour den aktuellen Umständen an. Jemand sollte wissen, welche Tour du dir vornimmst und wann du deine Rückkehr geplant hast.

Verirren führt oft zu aufwändigen, langwierigen und teuren Sucheinsätzen.

Ausrüstung

Passe deine Ausrüstung an die Witterung sowie an die Dauer, Art und Schwierigkeit der Tour an. Orientierungsmittel und Notfallausrüstung wie Karten, Topos, Rucksackapotheke, Biwaksack, Handy mit vollem Akku, akustische/optische Signalmittel sowie Regenschutz und eine Lampe solltest du immer dabeihaben.

Unterkühlung führt auch im Sommer schnell zu Leistungsverlust mit völliger Erschöpfung – warme Über- und Tauschkleidung mitführen!

Reaktion in Notfällen

- Ruhe bewahren
- Erste Hilfe leisten und Verunfallten sichern
- Notruf wählen (Alpinnotruf 140 oder Euronotruf 112)
- Unfallgeschehen und Ort möglichst genau schildern
- Den Anweisungen folgen und am Unfallort warten, bis Hilfe eintrifft
- Sparsam telefonieren, damit der Akku lange reicht

Verpflegung

Gehaltvolle Nahrung, die den Magen nicht beschwert, ist der ideale Energiespender. Lege regelmäßig Pausen ein. Trinke ausreichend, Dehydration kann zu einer gefährlichen Schwächung des Kreislaufs führen.

Wettereinschätzung

Hole schon bei der Tourenplanung Informationen von Wetter- und/oder Lawinenwarndiensten ein und beobachte die Wetterlage auch während der Tour ständig. Kehre bei einem Wettersturz rechtzeitig um bzw. suche Schutz.

Nässe und Kälte führen rasch zu Unterkühlung.

Unterkühlung führt auch im Sommer schnell zu Leistungsverlust mit völliger Erschöpfung.

Tempo

Das Tempo orientiert sich stets am schwächsten Mitglied einer Gruppe. Teile oder verlasse die Gruppe nie.

Zu schnelles Gehen führt zu frühzeitiger Erschöpfung.

1.1 Tourenvorbereitung, Unfallprävention und Ausbildung

Der Grat zwischen unvergesslichem Erlebnis und einer Katastrophe ist im Rahmen alpinistischer Unternehmungen ein schmaler. Eine gewissenhafte Tourenvorbereitung ist ein wesentlicher Erfolgsfaktor in der Unfallprävention.

Während sich die Ausrüstung jener Personen, die sich im alpinen Gelände bewegen, in den vergangenen 10 Jahren qualitativ deutlich verbessert hat, sind nun oftmals ein fehlendes Wissen um den korrekten Einsatz ebendieser mit ein Grund für die hohe Zahl an Alpinunfällen.

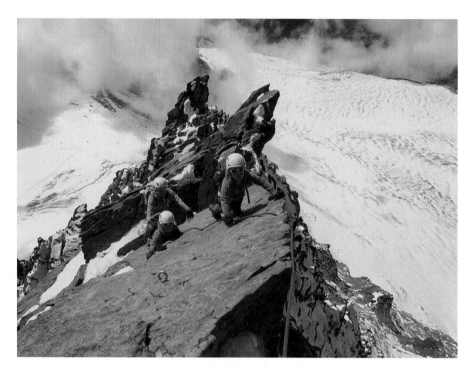

Abb. 1.1 Klettern am Stüdlgrat mit Kindern

Nationale alpine Vereine (Österreichischer Alpenverein, Deutscher Alpen-verein, Naturfreunde, Bergführerverband, …) haben es sich zur Aufgabe ge-macht, Anfänger und Fortgeschrittene in den verschiedenen Bereichen des Alpinismus zu schulen und zu trainieren. So gibt es für jegliche Art der alpi-nen Fortbewegung, seien es Schneeschuhwanderungen, Ski- oder Hoch-touren, aber auch alpine Klettertouren, spezielle Ausbildungsformate.

In beinahe allen Regionen der Ost- und Westalpen mit hoher Dichte an Bergsteigern gibt es vor Ort auch Bergführerbüros. Hier erhält man einerseits detaillierte Informationen zur Tourenvorbereitung durch lokale Spezialisten, andererseits besteht die Möglichkeit, geführte Unternehmungen zu buchen. Dies bringt ein hohes Maß an Sicherheit mit sich und steigert zudem den Genuss am Erlebnis.

Nicht zuletzt hat ein guter persönlicher Trainingszustand entscheidenden Einfluss auf das Gelingen einer Bergtour, wie in Abschn. 6.6 näher be-schrieben.

Viele Unternehmungen finden alleine statt. Sei es um den Alltag hinter sich zu lassen, um die Stille und Einsamkeit in der Natur zu genießen oder auch für Trainingstouren, wie sie sowohl beim Trailrunning als auch mit den

Tourenski möglich sind. Mit Blick auf den Aspekt der Sicherheit muss von alleinigen Touren jedoch eher abgeraten werden. Häufig ist sowohl die Alarmierung von Einsatzkräften, aber auch das Auffinden der abgängigen Personen für die Einsatzkräfte in derartigen Situationen erschwert. In jedem Fall sollten Angehörige über die geplante Tour sowie deren Dauer Bescheid wissen, um Einsatzkräften im Ernstfall wichtige Hinweise zu geben.

Neben der Vorbereitung durch Ausrüstung und Ausbildung stellt nicht zuletzt das Sammeln von Informationen zum geplanten Tourengebiet eine wichtige Säule zur Unfallprävention dar: Die aktuelle Wettersituation, Lawinenlage und Witterungsverlauf der letzten Wochen vor Ort, aber auch Kartenmaterial und Literatur zu den geplanten Touren sind Voraussetzung für eine erfolgreiche Tourenplanung.

1.2   Empfehlungen zur Ausrüstung

Die persönliche Ausrüstung für Unternehmungen in den Bergen ist sehr individuell, darüber hinaus ist sie abhängig von der Art der Betätigung. Dennoch gibt es Dinge, die immer dabei sein sollten, weil sie die Sicherheit erhöhen und eine Hilfe oder Selbsthilfe bei Notfällen erst ermöglichen.

Ein Wetterumschwung kann auch in den warmen Sommermonaten in den Bergen zu Schneefall führen, Nebel kann die Orientierung erschweren und durch solche und andere Verzögerungen kann die Tourengruppe in die Nacht hineinkommen. Hier entscheiden oft wenige Ausrüstungsgegenstände über Erfolg oder Scheitern der Tour.

In jedem Fall sollte mitgeführt werden:

- Ersatzkleidung
- Überbekleidung gegen Kälte und Nässe, Mütze, Handschuhe
- Erste-Hilfe-Ausrüstung bzw. Rucksackapotheke
- Mobiltelefon geladen, mit Reserve-Akku oder Powerbank
- Trillerpfeife (oftmals in Rucksackgurte integriert) bzw. Signalspiegel
- Karte, Tourenführer, Kompass bzw. GPS-Gerät
- Kohlenhydrat-Reserve (Snack)
- Flüssigkeit (Getränke) in ausreichender Menge, abhängig von Witterung und Umfang der Aktivität
- Sonnenbrille und Sonnenschutz
- Stirnlampe
- Biwaksack

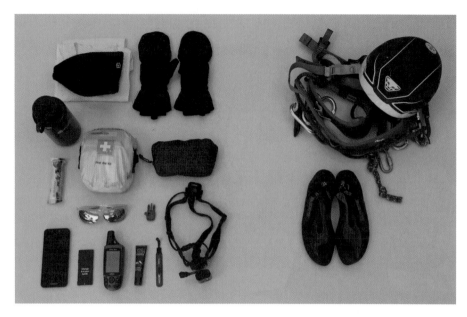

Abb. 1.2 Empfohlene Ausrüstung

* Abhängig von der Art der Aktivität technische Ausrüstung, Lawinenausrüstung, Helm etc.
* RECCO®-Reflektoren, oft auch in Kleidungs- und Ausrüstungsgegenstände eingearbeitet, schaffen im Fall einer Vermissten- oder Lawinenverschüttetensuche eine zusätzliche Möglichkeit, rascher gefunden zu werden (Abb. 1.2).

Ausrüstungsgegenstände, mit denen man nicht vertraut ist, sind nutzloser Ballast. Der Umgang mit Notfall-Apps, Signalausrüstung, LVS (Lawinenverschüttetensuchgeräten), Airbag-Systemen, GPS und Kartenmaterial will gelernt sein, machen Sie sich vor Tourenbeginn unbedingt damit vertraut! Dies gilt insbesondere für neu erworbene und geliehene Geräte und Ausrüstungsteile.

1.3 Empfehlungen zur Erste-Hilfe-Ausrüstung

1.3.1 Erste-Hilfe-Paket

Ein Erste-Hilfe-Paket oder eine Rucksackapotheke stellt einen wesentlichen Bestandteil der persönlichen Ausrüstung im Rahmen alpinistischer Unternehmungen dar. Im Vergleich zum urbanen Raum kann das Zeitfenster bis zum Eintreffen professioneller Rettungskräfte im alpinen Gelände deutlich verlängert sein. Diese Phase muss der Ersthelfer durch einfache, kompetente Maßnahmen überbrücken. Dazu braucht es in der Regel nur wenige Ausrüstungsgegenstände, welche in einem kleinen Erste-Hilfe-Paket ihren Platz finden.

Lange andauernde Expeditionen stellen hier jedoch eine Ausnahme dar. Aufgrund geänderter medizinischer Rahmenbedingungen braucht es hier unter Umständen umfassendere Behandlungsmöglichkeiten. Für derartige Unternehmungen empfehlen wir eine Fachberatung durch erfahrene Expeditionsmediziner.

Für Erste-Hilfe-Leistungen bei Verletzungen und Erkrankungen im Rahmen alpiner Unternehmungen empfehlen wir das Mitführen folgender Erste-Hilfe-Ausrüstung:

- 1 Beatmungstuch
- 1 Dreiecktuch
- 1 Alu-Rettungsdecke
- 4 Einweghandschuhe
- 1 Pflaster-Set
- 1 Notfall-Bandage („Israeli-Bandage") oder alternativ Mullbinde + sterile Wundauflage
- 1 selbsthaftender Tape-Verband (kohäsive Fixierbinde)
- 1 Schere
- 1 Pinzette
- 1 Pocketcard (diesem Buch beiliegend)
- Zusätzlich ist die Mitnahme von Blasenpflastern und einer Universalschiene zu erwägen (Abb. 1.3).

1.3.2 Rucksackapotheke

In die Rucksackapotheke gehören – besonders bei mehrtägigen Touren – die persönlichen Dauer- und Bedarfsmedikamente. Als Schmerzmittel eignen sich Paracetamol- oder Ibuprofen-Tabletten. Zusätzlich ist ein Antiallergikum zur Behandlung von allergischen Reaktionen sinnvoll. Bei Mehrtagestouren können das Mitführen antibiotischer Augentropfen/-salben für die Behandlung von Augenentzündungen und Elektrolytlösungen als Mittel gegen Durchfall vorteilhaft sein.

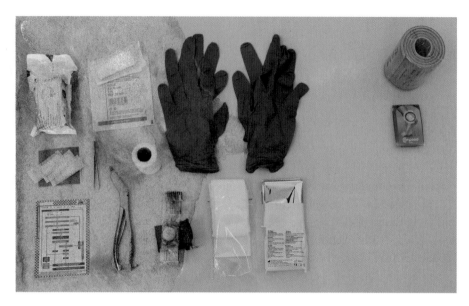

Abb. 1.3 Empfohlene Erste-Hilfe-Ausrüstung

Zusätzlich benötigt man natürlich eine Sonnenschutzcreme mit entsprechendem Lichtschutzfaktor für Haut (Nase, Ohren, Nacken) und Lippen.

1.4 Notruf absetzen

Einen Notruf abzusetzen, stellt neben den medizinischen Maßnahmen die wichtigste Reaktion auf einen alpinen Notfall dar. Das Mobiltelefon ist heutzutage überall dabei, jedoch ist die flächendeckende Netzabdeckung im Alpenraum technisch schwierig und keinesfalls garantiert, und damit vermittelt es eine trügerische Sicherheit der Erreichbarkeit.

Es gibt jedoch neben dem Sprachnotruf noch andere Möglichkeiten, einen Notruf oder zumindest ein Notsignal abzusetzen.

1.4.1 Notruf via Mobiltelefon

Das Smartphone ist ein wichtiges Instrument, um im Notfall alpine Rettungsdienste zu alarmieren. In Österreich wählt man dazu den **alpinen Notruf 140** oder den allgemeinen Notruf 144. Auch über die europäische Notrufnummer 112 funktioniert die Alarmierung in Österreich, hier geht der Notruf bei der Polizei ein.

Wenn das Handy keinen Empfang im eigenen Netz hat, kann man es abschalten und nochmals einschalten, um dann anstatt des PIN die Nummer 112 einzugeben (damit ist ein Notruf auch von einem fremden Mobiltelefon möglich!). Das Mobiltelefon wählt sich dann in das stärkste vorhandene Netz ein und stellt Verbindung zum Notruf der Polizei her. Dies funktioniert jedoch nur mit der Notrufnummer 112. Ohne SIM-Karte ist kein Notruf möglich.

In Deutschland oder Frankreich ist der **Euronotruf 112** ebenfalls die Notrufnummer für alpine Notfälle. In der Schweiz ist dies die Nummer 1414 (mit SIM-Karte eines nicht-schweizerischen Netzbetreibers +41 333 333 333) und in Italien 118.

Wichtig ist, diese und andere wichtige Nummern (Hütten, Lawinenwarndienst etc.) bereits vor Tourenbeginn einzuspeichern, um sie im Notfall parat zu haben.

1.4.2   Notruf per SMS oder App

Im Falle einer schlechten Netzabdeckung kann ersatzweise eine Notruf-SMS versendet werden. Eine im österreichischen Netz an 0800/133133 gesendete SMS geht beim Polizei-Notruf ein, auch in anderen Ländern existieren entsprechende Services.

Moderne Mobiltelefone haben darüber hinaus einen Notfall-Modus, der je nach Modell auf unterschiedliche Art aktiviert werden kann. Darüber hinaus gibt es für Smartphones zahlreiche Apps, über die man einen Notruf absetzen bzw. einen Standort übermitteln kann. Das Internet bietet dafür zahlreiche aktuelle Anleitungen, mit denen man sich vertraut machen sollte, bevor man in eine alpine Notlage gerät.

1.4.3   Das alpine Notsignal

Das alpine Notsignal ist ein optisches und/oder akustisches Signal, welches im Falle von Bergnot abgesetzt werden kann und international anerkannt ist. Es besteht aus sechs Signalen, die innerhalb einer Minute abgegeben werden. Nach einer Minute Pause wird das Notsignal wiederholt, solange bis eine Antwort mit drei Signalen pro Minute als Bestätigung gesendet wird.

Wer ein alpines Notsignal empfängt, sollte dieses bestätigen und einen Notruf absetzen.

Tab. 1.1 Ton- oder Zeichenabfolge alpines Notsignal

	Minute 1	Minute 2	Minute 3	Minute 4	Minute 5	usw.
Notsignal	- - - - - -	Pause	- - - - - -	Pause	- - - - - -	usw.
Antwort	- - -	Pause	- - -	Pause	- - -	usw.

[Schema alpines Notsignal]

Als Signale eignen sich Rufen, Pfeifen, Schießen, Blinkzeichen oder auch Winken mit Gegenständen. In der Ausrüstung sollten deshalb niemals Stirnlampe, Sonnenspiegel, Signalraketen oder ein Biwaksack fehlen! (Tab. 1.1)

1.4.4   Notruf korrekt absetzen

Um einen Notruf korrekt abzusetzen, sollten einige wichtige Regeln beachtet werden, um dem Disponenten bei der Leitstelle die Möglichkeit zu geben, alle relevanten Informationen vom Anrufer zu erhalten. Nur so kann ein eigehender Notruf optimal abgewickelt und die bestmögliche Hilfe zur Verfügung gestellt werden:

- **Was** ist geschehen? Beschreibung des Notfalls
- **Wo** ist es geschehen? Genaue Angabe des Unfallortes und der Wettersituation, evtl. Koordinaten
- **Wie viele** Betroffene? Angabe der Zahl der Verunfallten oder in Not Geratenen
- **Welche Art** von Erkrankung oder Verletzungen? Besonders lebensdrohende Zustände schildern
- **Wer** meldet den Unfall? Angabe des eigenen Namens mit evtl. Rückrufmöglichkeit
- Das Gespräch wird **durch den Disponenten beendet**, wenn dieser alle für ihn wichtigen Details erfragt hat (Abb. 1.4)!

> **Je genauer die Angaben gemacht werden, desto schneller erreicht die bestmögliche Hilfe den Notfallort!**

Falls überhaupt kein Netz-Empfang möglich ist, muss der Verunfallte gesichert werden, bevor man sich auf die Suche nach einem Standort begibt, von dem aus man den Notruf oder ein alpines Notsignal absetzen kann (Abb. 1.5).

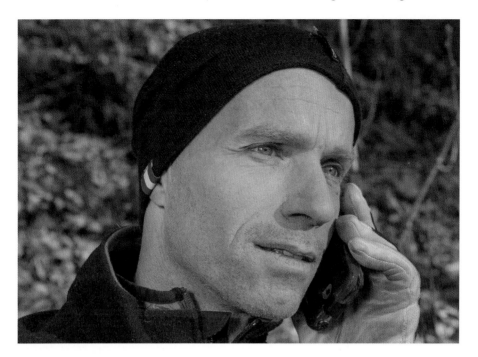

Abb. 1.4 Notruf absetzen

Maßnahmen

- Aus der Gefahrenzone bringen (Lawinen, Steinschlag, Gefahr des Abrutschens)
- Stabile Seitenlage bei Bewusstlosen
- Erste Hilfe leisten – Blutungen stillen

1.5 Der Notarzthubschrauber

Neben dem Einsatz von bodengebundenen Einsatzkräften (Bergrettung, Bergwacht) hat sich der Einsatz des Notarzthubschraubers als fixer Bestandteil der alpinen Notfallmedizin etabliert. Während Zustieg und Abtransport für bodengebundene Einsatzkräfte oftmals sehr zeitintensiv sind, kann der Einsatz eines Hubschraubers die Zeiten bis zur qualifizierten Erstversorgung sowie zur Verbringung in ein geeignetes Krankenhaus maßgeblich verkürzen.

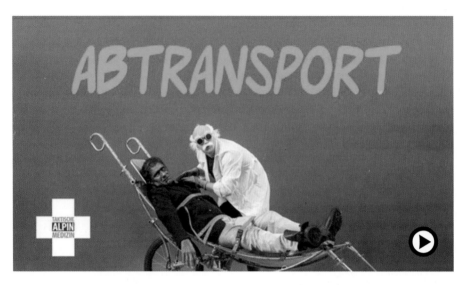

Abb. 1.5 Video Notruf – Hubschraubereinsatz (▶ https://doi.org/10.1007/000-6dn)

Ein Notarzthubschrauber kommt immer dann zum Einsatz, wenn lebensbedrohliche Erkrankungen und Verletzungen vorliegen, sich die Notwendigkeit einer raschen Schmerztherapie ergibt oder ein relevanter Zeitverlust durch eine bodengebundene Rettung des Patienten zu erwarten ist.

Aufgrund zahlreicher Gefahren im Umgang mit dem Hubschrauber ist eine Auseinandersetzung mit diesem Thema notwendig.

1.5.1 Voraussetzungen für einen Hubschraubereinsatz

Der Einsatz eines Notarzthubschraubers im alpinen Gelände ist unter den derzeitigen technischen Voraussetzungen nur unter Sichtflugbedingungen möglich. Die Entscheidung darüber, ob die Witterungsbedingungen eine Rettung mittels Hubschrauber möglich erscheinen lassen, liegt in der Verantwortung des Einsatzpiloten.

Für den Ersthelfer ist es wichtig, den Einsatzort so genau wie möglich zu beschreiben. Dies betrifft einerseits die Lokalisierung (GPS-Koordination im Format WGS 84 Grad-Minuten-Kommaminuten) andererseits die lokalen Gegebenheiten, insbesondere das Vorliegen etwaiger Hindernisse/Gefahren (Hochspannungsleitung, Seilbahn). Weiters ist die Wettersituation am Notfallort (Wind, Nebel oder Gewitter) ein relevanter Faktor in der Planung des Hubschraubereinsatzes. Informationen über Gruppengröße oder Bekleidungsfarbe liefern wichtige Informationen für das Auffinden der betroffenen Personen, insbesondere wenn sich viele andere Menschen im selben Gebiet aufhalten.

Kommt es zur ersten Annäherung des Hubschraubers (erster Überflug), so ist es notwendig, sich mit klaren Signalen (nach oben gestreckte Arme – YES) bemerkbar zu machen. Der Pilot wird den Notfallort überfliegen und die Situation und etwaige Hindernisse erkunden (sog. *High Reconning*). Dabei wird auch die Entscheidung getroffen, ob eine Landung oder ein angestütztes Aussteigen aus dem schwebenden Hubschrauber möglich ist oder eine Tau- oder Windenbergung durchgeführt wird. Deshalb ist es möglich, dass der Hubschrauber einen anderen als den vom Einweiser ausgewiesenen Landeplatz auswählt oder noch einmal· abdreht und einen Zwischenlandeplatz anfliegt.

1.5.2 Landeplatz

Zur Landung des Notarzthubschraubers ist eine ebene Fläche von zumindest 5 × 5 m notwendig. Allerdings muss ein hindernisfreier Platz von 20 × 20 m zur Verfügung stehen. Der An- bzw. Abflugbereich darf nicht durch Hindernisse, die höher als 15 m sind und sich näher als 50 m beim Landeplatz befinden, behindert werden. Geländemulden sind zu vermeiden, lose Gegenstände unbedingt zu sichern!

Vor allem bei schlechten Witterungsverhältnissen ist eine Einweisung mittels Einweiser hilfreich. Zur sicheren Einweisung steht der Einweiser mit nach oben gestreckten Armen (YES) am Landesplatz und hat den Wind im Rücken (Abb. 1.6).

Sollte bei Unklarheiten eine falsche Gruppe oder ein ungeeigneter Punkt angeflogen werden, kann dem Piloten dies durch einen nach oben und einen nach unten gestreckten Arm (NO) signalisiert werden (Abb. 1.7).

Der Einweiser verharrt so lange in dieser Position, bis der Hubschrauber gelandet ist und sich die Rotorblätter nicht mehr drehen oder der Pilot ein Zeichen zur Annäherung gibt. Aufgewirbelter Schnee oder Staub (*Whiteout* oder *Brownout*) können dem Piloten die Sicht nehmen, der Einweiser ist dann der einzige Bezugspunkt und darf sich nicht vom Einweisepunkt wegbewegen (Abb. 1.8).

Lose Ausrüstungsgegenstände (Rucksäcke, Kleidungsstücke etc.) sind sicher verstauen (Abb. 1.9).

Eine Annäherung an die Maschine hat nur nach Aufforderung, bei laufenden Rotorblättern in gebückter Haltung, von talseitig und immer im Sichtfeld des Piloten, NIE von hinten, zu erfolgen (Abb. 1.10, 1.11, 1.12 und 1.13).

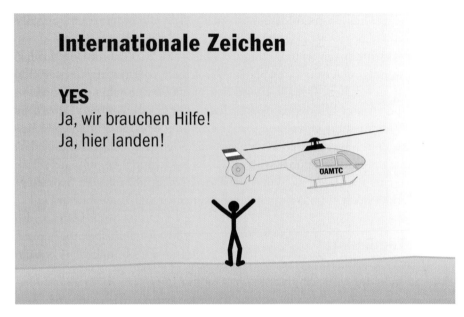

Abb. 1.6 Internationales Zeichen YES

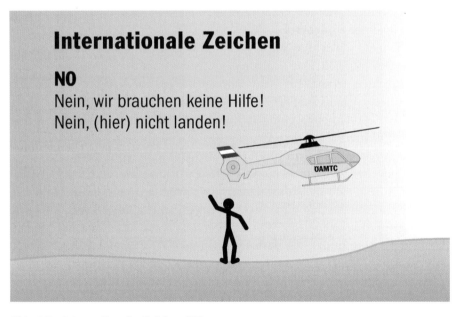

Abb. 1.7 Internationales Zeichen NO

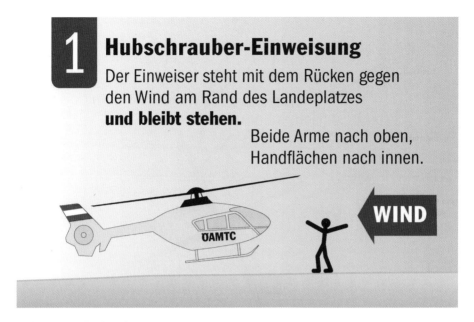

Abb. 1.8 Hubschrauber-Einweisung

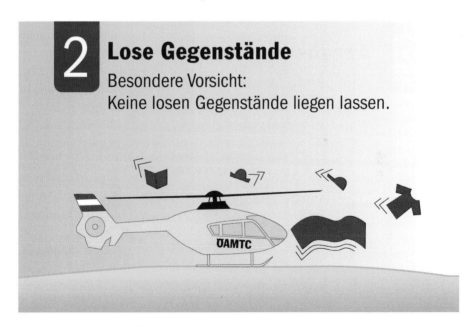

Abb. 1.9 Lose Gegenstände

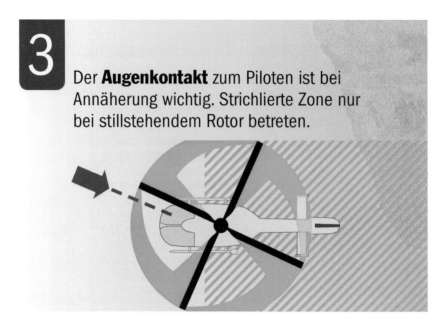

Abb. 1.10 Augenkontakt

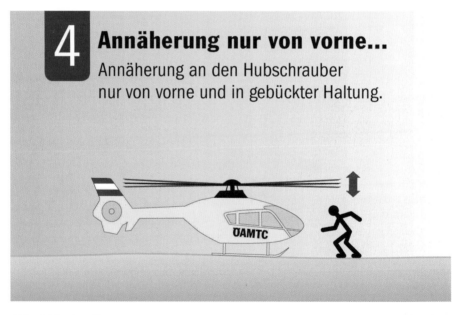

Abb. 1.11 Annäherung von vorne

5 ...und der Talseite

An den Hubschrauber nur von der Talseite herangehen.

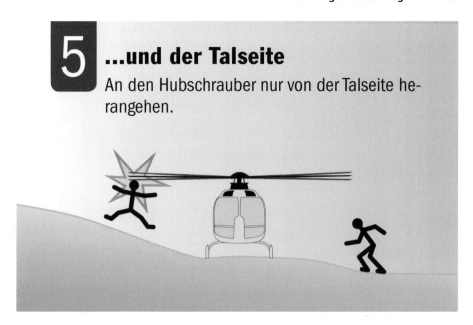

Abb. 1.12 Annäherung von talseitig

6 Vorsicht bei langen Gegenständen

Achtung auf Antennen, Skier, Sondierstangen etc. Lange Gegenstände **waagerecht** zum Hubschrauber tragen.

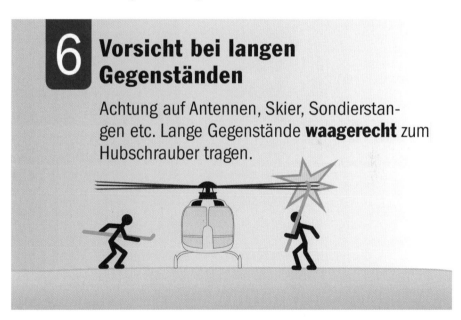

Abb. 1.13 Vorsicht

Den Anweisungen des Piloten oder Flugrettungssanitäters ist Folge zu leisten, das Verstauen der Ausrüstung im Hubschrauber übernimmt ausnahmslos der Flugrettungssanitäter.

Quellen:

- www.bergrettung.at (Stand 24.03.2021)
- https://www.techbook.de/mobile/notfall-modus-android (Stand 24.03.2021)
- ÖAMTC – Christophorus Flugrettungsverein (Stand 24.03.2021)

2

Notfälle im alpinen Gelände

Markus Isser und Alexander Egger

Ergänzende Information Die elektronische Version dieses Kapitels enthält Zusatzmaterial, auf das über folgenden Link zugegriffen werden kann [https://doi.org/10.1007/978-3-662-65054-7_2]. Die Videos lassen sich durch Anklicken des DOI Links in der Legende einer entsprechenden Abbildung abspielen, oder indem Sie diesen Link mit der SN More Media App scannen.

M. Isser
Österreichischer Bergrettungsdienst - Land Tirol, Telfs, Österreich
e-mail: m.isser@bergrettung.tirol

A. Egger (✉)
Abt. für Anästhesie u. Intensivmedizin, Landesklinikum Scheibbs, Scheibbs, Österreich
e-mail: alexander.egger@bergrettung.at

„Oben, in der extremen Höhe, überkommt einen eine große Gleichgültigkeit. Die Angst vor dem Tod schwindet wie die Angst vor exponierten Lawinenhängen."
Hans Kammerlander, Südtiroler Alpinist

Jedes Jahr bedürfen hunderte verletzte und erkrankte Personen professioneller Hilfe im alpinen Gelände. Während eine professionelle Erstversorgung im urbanen Raum binnen weniger Minuten verfügbar ist, kann dieses Zeitfenster im alpinen Gelände deutlich verlängert sein. Zudem sind Rettungskräfte bei Notfallsituationen im Rahmen von alpinen Unternehmungen mit Problemstellungen konfrontiert, welche im urbanen Umfeld einen wesentlich geringeren Stellenwert aufweisen. Diesbezüglich sei hier auf das deutlich erhöhte Gefahrenmoment durch äußere Einflüsse sowie die immanent vorherrschende Gefahr einer Unterkühlung hingewiesen.

2.1 Taktische Alpinmedizin und Gefahrenzonen

Die Taktische Alpinmedizin (TAM) orientiert sich an der modernen militärischen Verwundetenversorgung – der Taktischen Medizin (TCCC). Dabei handelt es sich um eine Strategie, bei der man die Gefahren, die die eigene Sicherheit bedrohen, in den Mittelpunkt rückt und daran angepasst mit reduzierten Mitteln und Ressourcen effektive Hilfe leisten und Patienten versorgen kann. Wie in der militärischen Welt wird auch in der Taktischen Alpinmedizin jedes Einsatzgebiet in drei Gefahrenstufen eingeteilt. Die Ampelfarben – Rot/Gelb/Grün – bilden die Grundlage dafür. Sie sind leicht zu merken und zum größten Teil selbsterklärend.

Neben den Gefahrenzonen haben auch viele Tools (Checklisten, Karten etc.), Medizinprodukte („Israeli-Bandage"), sowie das crABCDE-Schema und andere Algorithmen aus der Taktischen Medizin in der Bergrettung Einzug gehalten und wurden mit den Erfahrungen der modernen Bergrettung vereint. Auch die Möglichkeit zu improvisieren, um mit möglichst wenig Material effektiv helfen zu können, ist ein wesentlicher Baustein in der Taktischen Alpinmedizin.

2.1.1 Die Gefahrenzonen

Die alpinen Gefahrenzonen finden Sie in der nachfolgenden Abbildung (Abb. 2.1).

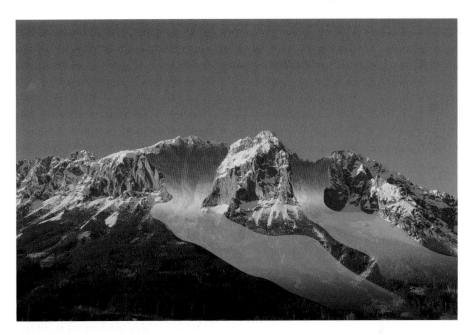

Abb. 2.1 Die alpinen Gefahrenzonen

Die Versorgung von akuten Verletzungen und Erkrankungen findet in den Bergen immer in Bezug auf ihre Umgebung statt, die einen großen Einfluss durch mögliche Gefahren für Opfer und Helfer auf ebendiese ausübt. Je nachdem, wie groß das Ausmaß der Bedrohung ist, werden die Gefahrenzonen eingeteilt in:

Rote Zone
In der roten Zone herrscht höchste Gefahr für das eigene Leben, zum Beispiel durch Steinschlag oder Absturzgefahr, aber auch durch Lawinen oder Gewitter. Auch eine Skipiste – steil, eng, unübersichtlich oder stark befahren – kann eine rote Zone darstellen, in der eine geordnete Patientenversorgung nicht möglich ist.

Der Verletzte sollte so schnell wie möglich, unter möglichst schonendem Einsatz der vorhandenen Ressourcen, aus der roten Zone evakuiert werden. Ist die Gefahr für den Retter zu groß, muss gegebenenfalls auch auf eine Evakuierung und momentane Rettung verzichtet werden. Ist das Risiko vertretbar, so muss die verunfallte Person so schnell wie möglich aus der Zone gebracht werden. Die Erste-Hilfe-Maßnahmen werden dabei auf das Minimum reduziert oder gar nicht durchgeführt. Die entscheidenden Fragen in der roten Zone:

- Hat der Verletzte kritische oder gar lebensbedrohliche Blutungen? Dann können diese versorgt und gestoppt werden.
- Sind die Atemwege verlegt und das Atmen unmöglich? Dann müssen diese frei gemacht werden.

Ob und was an medizinischen Maßnahmen gesetzt wird, muss sehr gut abgewogen werden. In der roten Zone reduzieren sich die Maßnahmen immer auf das Allernötigste, also auf jene Dinge, die unmittelbar das Leben des Verunfallten erhalten. Es gilt, so schnell wie möglich aus der roten Zone herauszukommen!

Gelbe Zone

Auch die gelbe Zone ist noch kein idealer Ort für die umfangreiche Versorgung von Patienten. Die Gefahren lassen sich hier zwar weitgehend einschätzen und sind tolerierbar, aber die Situation kann sich jederzeit ändern. Ein bevorstehender Wetterumschwung beispielsweise kann eine gelbe Zone schnell zur roten Zone werden lassen, weshalb es wichtig ist, dass man seine Umgebung im Auge behält, um im Bedarfsfall schnell reagieren zu können. Auch unwegsames Gelände oder ausgesetzte Wegeabschnitte sind typische gelbe Zonen. Hier erfolgen eine schnelle Beurteilung und eine Versorgung kritischer Verletzungen. Die medizinischen Maßnahmen werden auf das Nötigste reduziert und die Versorgungszeit muss so gering wie möglich gehalten werden.

Steht nach Absetzen des Notrufs die Rettung mittels Hubschrauber oder durch einen alpinen Rettungsdienst unmittelbar bevor, so wird der Unfallort abgesichert und der Verunfallte vor weiterer Auskühlung geschützt. Sollte die Rettung nicht zeitnah erfolgen, so ist zu entscheiden, den Verunfallten je nach Möglichkeit in eine sichere Zone zu bringen, zum Beispiel in ein Notbiwak. Abschn. 11.5

Grüne Zone

Der ideale Platz für eine umfangreiche Versorgung ist die grüne Zone. Hier herrschen keine unmittelbaren Gefahren. Es ist genügend Platz und Zeit für die maximale medizinische Versorgung verfügbar und man kann auch längere Zeit an diesem Ort verbringen. Diese Zone ist auch der geeignete Ort für ein mögliches Biwak.

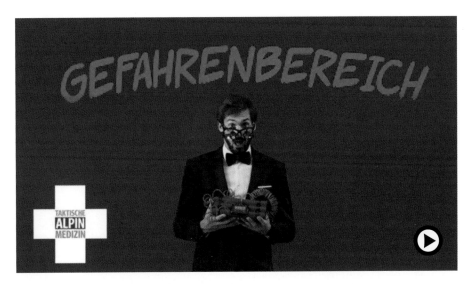

Abb. 2.2   Video Gefahrenbereich (▶ https://doi.org/10.1007/000-6dp)

2.1.2 Risikoeinschätzung – Gefahren erkennen

Die Risikoeinschätzung anhand objektivierbarer Gefahren ist auch für ungeübte Alpinisten in der Mehrzahl der Fälle zu bewältigen. Abschüssige Wanderwege, nasser und rutschiger Untergrund, aber auch steinschlaggefährdetes Gelände ist für viele auch für den Laien weithin erkennbar. Wesentlich schwieriger und somit auch mit einem höheren Risiko behaftet sind Gefahrenmomente, welche sich nur über eine eingehende Risikoanalyse und den Einsatz von Fachwissen gepaart mit langjähriger Erfahrung objektivieren lassen, wie zum Beispiel die Einschätzung der lokalen Lawinengefahr. Lawinenwarnberichte präsentieren regionale Einstufungen der Lawinengefahr und können dem Tourengeher als grobe Richtmarke dienen. Sie entbinden jedoch den einzelnen Tourengeher nicht, auf lokale Gegebenheiten einzugehen, welche durchaus von den (über-)regionalen Einstufungen abweichen können. Eine Missachtung dieser Grundregel ist Ursache für eine Vielzahl von Lawinenunfällen (Abb. 2.2).

2.1.3 Unfallstelle absichern

Gefahren lauern jedoch auch im gut erschlossenen alpinen Raum. So kann ein Sturz im markierten Pistenbereich, insbesondere nach Geländekanten oder im Bereich schwer einsehbarer Stellen (z. B. Kurven) sowohl für den Verunfallten als auch für die nachfolgenden Pistenbenützer zur Gefahr werden.

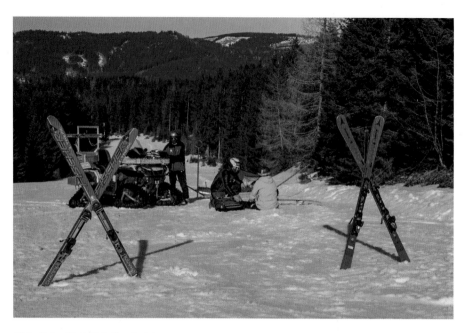

Abb. 2.3 Unfallstelle absichern

Insbesondere im Pistenbereich hat sich aus diesem Grund eine Absicherung der Unfallstelle bewährt, welche als eine der ersten Maßnahmen durch den Ersthelfer durchzuführen ist. Je nach Schneebeschaffenheit werden Ski oder Skistöcke überkreuzt als **X** vor der Unfallstelle platziert. Liegt die Unfallstelle in einem schwer einsehbaren Bereich, so muss die Absicherung soweit vor der Unfallstelle platziert werden, dass ein gefahrloses Anhalten aller nachkommenden Pistenbenützer gewährleistet werden kann. Zur Absicherung einer Unfallstelle im Pistenbereich eignet sich weiters die Einbindung umstehender Personen. Sie leisten durch diese Sicherungstätigkeit einen wertvollen Beitrag zur Sicherheit im Rahmen der Erstversorgung und fühlen sich in das Geschehen eingebunden (Abb. 2.3).

2.2 crABCDE-Schema

Die Erste-Hilfe-Leistung im alpinen Gelände stellt den Ersthelfer vor ungleich größere Herausforderungen, als wir sie bei Notfällen im urbanen Raum kennen. Neben psychologischen Einflussfaktoren (oftmals ist eine Erste-Hilfe-Leistung beim eigenen Bergkameraden oder bei nahen Angehörigen notwendig) und dem Überraschungsmoment einer Erkrankung oder Verletzung während der Ausübung seiner Passion birgt die Exposition im alpinen Gelände ein nicht zu unterschätzendes Gefahrenmoment.

Aus diesem Grund ist es notwendig, ein strukturiertes Ablaufschema in der Versorgung zu verfolgen. Mit dem **crABCDE-Schema** ist nicht nur die Überprüfung der Vitalfunktionen des Patienten sichergestellt, es wird auch eine Einschätzung der Gefahrenlage für Ersthelfer und Patient getroffen. Die einzelnen Schritte des **crABCDE-Schemas** sind nach Prioritäten gereiht.

Dieses Schema steht als Grafik im Anhang dieses Buches zum Heraustrennen zur Verfügung. Sie können es aber auch als online-Material unter folgender Adresse herunterladen und in beliebiger Größe ausdrucken: https://link.springer.com/book/10.1007/E-book-Isbn978-3-662-65054-7_2.

Man nähert sich dem Verunfallten oder Erkrankten unter Beachtung der äußeren Gefahren des Umfelds und macht sich ein erstes Bild der Gesamtsituation: Unfallhergang, etwaige andere Opfer oder Beteiligte, möglicherweise aus der eigenen Gruppe. Zwangsläufig ergeben sich daraus Fragen nach den nächsten Schritten. Davon abhängig ist der unmittelbare Zustand des Patienten, und dieser wird durch das strikte Einhalten der Schritte des crABCDE-Schemas in kurzer Zeit klar, vor allem bei Personen, die nicht mehr selbst Auskunft über ihren Gesundheitszustand geben können.

Unmittelbar am Patienten werden die **Atemwege** (*Airway* – A) und die **Atmung** selbst (*Breathing* – B) kontrolliert und das Vorliegen eines **Kreislaufs** (*Circulation* – C) überprüft. Wenn sich daraus keine Wiederbelebungsmaßnahmen Abschn. 3.3 oder kritischer Blutungsstopp Abschn. 5.5 ergeben, werden die **Neurologie** (*Disability* – D) und andere Einflussfaktoren (*Exposure* – E) im Rahmen einer **Enduntersuchung** beurteilt.

In der roten Zone ist jedoch durch die Selbstgefährdung eine Versorgung auf einzelne kritische und dabei schnell durchführbare Maßnahmen beschränkt, die jedoch oft eine **kritische Lebensbedrohung** für den Augenblick abwenden können (*critical situation* – cr). Wiederbelebungsmaßnahmen können jedoch in der roten Zone nicht eingeleitet werden.

Aus diesem Grund steht die Beurteilung der Gefahrenzonen in der Taktischen Alpinmedizin immer an erster Stelle (Abb. 2.4).

2.2.1 cr (critical situation) – Lebensbedrohung

Maßnahmen

- Beurteilung der Gefahrenlage: wenn rote Zone, dann nur:
- Starke Blutungen sofort stoppen: abdrücken oder abbinden
- Wärmeerhalt

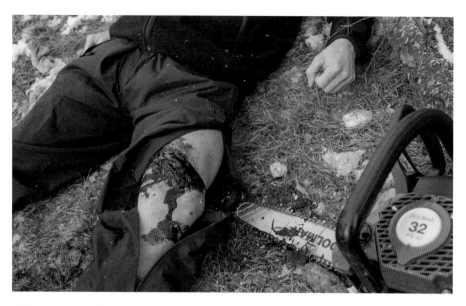

Abb. 2.4 Kritische Blutung

2.2.2 A (Airway) – Sicherung der Atemwege

Für eine geordnete Patientenbeurteilung beginnt man am Kopf, am besten indem man daneben kniet:

Kontrolliere	Maßnahmen
• Atemwege offen?	• Freimachen oder Freihalten der Atemwege
• Atemwege gefährdet?	• Kopf überstrecken
• Atemwege verschlossen?	• Ggf. Fremdkörper entfernen

2.2.3 B (Breathing) – Beurteilung von Atemfrequenz und Brustkorb

Nach Freimachen der Atemwege wird als nächstes die Atmung kontrolliert. Diese Beurteilung soll über einen Zeitraum von 10 Sekunden erfolgen. Bei unterkühlten Patienten kann die Atmung sehr flach und langsam sein, entsprechend muss die Beurteilung auf bis zu 60 Sekunden ausgedehnt werden. Das Heben des Brustkorbs kann auch durch Auflegen der Hände gefühlt werden (Sehen-Hören-Fühlen):

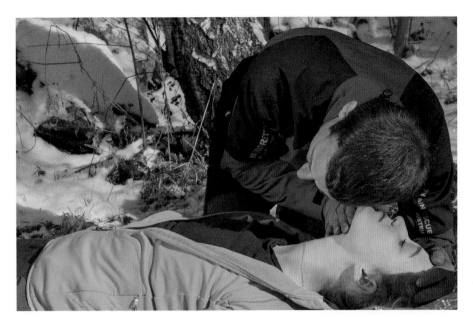

Abb. 2.5 Beurteilung der Atmung

Kontrolliere	Maßnahmen
• Keine (normale) Atmung vorhanden, keine Lebenszeichen	• Wiederbelebungsmaßnahmen starten (Abschn. 3.3)
• Normale Atmung vorhanden	• Regelmäßige Kontrolle
• Keine normale Atmung	
• Atemfrequenz	• Ggf. Mund-zu-Mund-Beatmung
• Tiefe der Atemzüge	• Atmung durch Lagerung erleichtern
• Abnorme Atemgeräusche	
• Bewegungen des Brustkorbs (seitengleiches Heben des Brustkorbs)	
• Hautfarbe blass/bläulich?	

(Abb. 2.5)

2.2.4 C (Circulation) – Beurteilung des Kreislaufs

Danach wird der Kreislauf beurteilt, dies umfasst zum einen Zeichen eines starken Blutverlusts, zum anderen Zeichen eines Schocks oder drohenden Kreislaufversagens:

Kontrolliere	Maßnahmen
• Starke Blutungen nach außen? dann steht dieser Punkt an erster Stelle – cr	• Lagerung entsprechend der Grunderkrankung/Verletzung
• Herzfrequenz	• Lagerung zur Schockbekämpfung entsprechend der vermuteten Grunderkrankung/Verletzung Abschn. 11.1
• Puls am Handgelenk tastbar? Schockzeichen?	
• Pulsfrequenz normal (zwischen 60–100 Schläge/Minute)	
• Ggf. Schmerzen bei Betasten des Bauches sowie des Beckens	

2.2.5 D (Disability) Beurteilung der Neurologie

Sind Atmung und Kreislauf vorhanden, erfolgt nun die Beurteilung verschiedener neurologischer Zeichen, die weitere Hinweise auf den Patientenzustand liefern können. Dazu eine Untersuchung des ganzen Körpers:

Kontrolliere	Maßnahmen
• Einschätzung von Bewusstseinsveränderungen (Orientiertheit zur Situation, Zeit, Person)	• Gabe von Zuckerlösung/gesüßten Getränken bei Unterzuckerung
• Sichtkontrolle des Kopfes (Blut aus Nase/Ohr, Brillenhämatom)	• Lagerung mit Oberkörper hoch
• FAST-Test (Face, Arms, Speech, Time)	• Abschn. 6.3
• Kontrolle der Wirbelsäule	• Vollständige Immobilisation bei Verdacht auf eine Verletzung der Wirbelsäule
• Durchblutung, Motorik und Sensibilität an den Extremitäten	• Abschn. 5.4

2.2.6 E (Exposure) Enduntersuchung und weitere Versorgung

Zuletzt erfolgen die Erfassung weiterer Verletzungen beziehungsweise Krankheitssymptome, deren Versorgung und der Wärmeerhalt in der gelben oder grünen Zone.

Die Erhebung von zusätzlichen Verletzungen erfolgt durch Abtasten von Kopf, Brustkorb, Bauch, Becken und Extremitäten. Die Versorgung erfolgt je nach vorliegender Verletzung und ist im Kap. 5 näher beschrieben.

Nähere Details zum vorliegenden Krankheitsbild können durch gezielte Befragung des Patienten erhoben werden. Eine Hilfestellung kann hier das Akronym SAMPLER bieten.

S – Symptome

A – Allergien

M – Medikamenteneinnahme

P – Patientengeschichte (Vorerkrankungen, Operationen)

L – Letzte Mahlzeit

E – Ereignis (welches zum jetzigen Zustandsbild geführt hat)

R – Risikofaktoren

Die Erste-Hilfe-Maßnahmen für Erkrankungen im alpinen Gelände sind im Kap. 6 angeführt.

Einen integralen Bestandteil der Versorgung im alpinen Gelände nimmt das Wärme-/Kältemanagement ein. Ein Absinken der Körperkerntemperatur führt zu einer Reihe von Komplikationen, die eine weitere Versorgung wesentlich erschweren. Im Abschn. 7.3. wird auf die Erkennung und die notwendigen Maßnahmen näher eingegangen.

- Versorgung weiterer Verletzungen/Erkrankungen – die Versorgung weiterer Verletzungen/Erkrankungen erfolgt symptomorientiert. Weitere Details zu unterschiedlichen Verletzungsmustern und Erkrankungen finden sie in Kap. 5 und 6.
- Wärme-/Kältemanagement (Getränke, Alu-Rettungsdecke) – die Unterkühlung bringt eine Reihe von Komplikationen mit sich, die in Abschn. 7.3 angeführt sind. Aus diesem Grund messen wir bereits im Rahmen der Erstuntersuchung dem Wärmeerhalt einen hohen Stellenwert zu.

Weiterführende Literatur

Bürkle C, Egger A, Haselbacher M et al (2018) Handbuch Medizin des österreichischen Bergrettungsdienstes, 1. Aufl. Eigenverlag, ISBN 978-3-200-05962-7

Olasveengen TM, Semeraro F, Ristagno G et al (2021) European resuscitation council guidelines 2021: basic life support. Resuscitation 161:98–114

3

Lebensrettende Sofortmaßnahmen

Matthias Pimiskern und Tobias Huber

Ergänzende Information Die elektronische Version dieses Kapitels enthält Zusatzmaterial, auf das über folgenden Link zugegriffen werden kann [https://doi.org/10.1007/978-3-662-65054-7_3]. Die Videos lassen sich durch Anklicken des DOI Links in der Legende einer entsprechenden Abbildung abspielen, oder indem Sie diesen Link mit der SN More Media App scannen.

M. Pimiskern
Abt. für Anästhesie u. Intensivmedizin, Landesklinikum Wiener Neustadt,
Wiener Neustadt, Österreich
e-mail: matthias.pimiskern@bergrettung-nw.at

T. Huber (✉)
Salzkammergut Klinikum Vöcklabruck, Institut für Anästhesie u. Intensivmedizin,
Vöcklabruck, Österreich
e-mail: tobias.huber@bergrettung.at

„Wenn jemand bereit ist, seine Sicherheit und Bequemlichkeit gegen Abenteuer ein-
zutauschen, heißt das noch lange nicht, dass er nicht auch sehr an seinem
Leben hängt.“
    Willi Bauer, österreichischer Alpinist

Eine lebensbedrohliche Notfallsituation verlangt rasches und sicheres Handeln. So wichtig die Ursachenfindung bei schweren Verletzungen oder Erkrankungen ist, so notwendig ist eine intuitive und unmittelbare Sicherung
der Lebensfunktionen, (zunächst) ungeachtet ihrer zugrundeliegenden Ursachen. Die Wichtigkeit einer Ausbildung in Erster Hilfe kann in diesem Zusammenhang nicht genug hervorgehoben werden!

3.1 Beurteilung des Notfallpatienten mittels crABCDE-Schema

Zur Sicherung der Lebensfunktionen bedarf es einer strukturierten Beurteilung des Notfallpatienten, oft „Notfallcheck“ oder *Bodycheck* genannt,
um eine etwaig vorliegende Lebensbedrohung zu erkennen. Im Kap. 2 wurde
das **crABCDE-Schema** als ein solches Tool zur Patientenbeurteilung vorgestellt. Dieses strukturierte Beurteilungsschema kommt prinzipiell bei jedem
Notfallpatienten zur Anwendung, bei vital gefährdeten Patienten sind die
Lebensfunktionen **Bewusstsein**, **Atmung** und **Kreislauf** jedoch so schwer gestört, dass die nachfolgenden Untersuchungsschritte zugunsten der lebens-
rettenden Sofortmaßnahmen in den Hintergrund treten, solange die Lebensbedrohung nicht abgewendet ist.
    Eine Lebensbedrohung kann auch durch äußere Gefahren oder eine starke
Blutung bestehen, wie durch das „cr“ (critical situation) des crABCDE-
Schemas beschrieben. Lebensrettende Sofortmaßnahmen beschränken sich
hier auf das Abdrücken oder Abbinden, die im folgenden beschriebenen
Maßnahmen können deshalb in der Roten Gefahrenzone nicht zur Anwendung kommen (Abb. 3.1).
    Zwei Dinge stehen vor jeder Beurteilung, ob eine lebensbedrohliche Not-
fallsituation vorliegt, an erster Stelle: einerseits der frühe Ruf nach Hilfe (sowohl in der näheren Umgebung als auch durch das Absetzen eines Notrufs),
andererseits der Eigenschutz. Zum Eigenschutz gehört nicht nur das Tragen
von Einweg-Schutzhandschuhen, sondern eben auch das Beurteilen der Lage,
in der sich der Patient befindet: Kann man sich sicher dem Verunfallten oder
Erkrankten nähern oder besteht Gefahr (z. B. durch Skifahrer auf einer Piste,
Steinschlag o. ä.)?

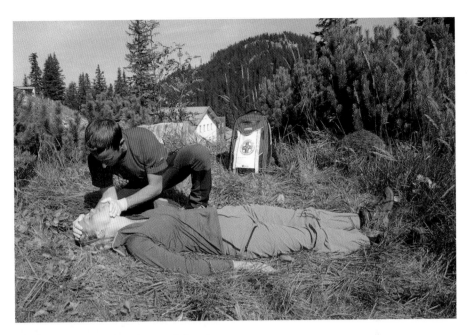

Abb. 3.1 Beurteilung des Notfallpatienten

Auf Grund der Dringlichkeit dieser Situationen und der Tatsache, dass man als Ersthelfer mit solchen Umständen nur sehr selten konfrontiert ist, bedarf es eines fundierten Basiswissens, das in einer solchen Situation zur Anwendung kommen soll.

Die gute Nachricht ist: Nur wenige, einfache Handgriffe können das Leben des Patienten retten (Abb. 3.2).

Unabhängig von der Ursache der Störung sind diese Abläufe international standardisiert und werden vom European Resuscitation Council (ERC) alle 5 Jahre in sogenannten Leitlinien publiziert (www.erc.edu).

3.2 Der bewusstlose Patient

Als bewusstlos wird jener Patient bezeichnet, der sein Bewusstsein verloren hat, jedoch (noch) eine aufrechte Atmung besitzt. Dies wird mit Hilfe des crABCDE-Schemas beurteilt.

Der Zustand der Bewusstlosigkeit ist lebensbedrohlich, da unter anderem die Schutzreflexe erloschen sind. Bei Patienten, die sich in Rückenlage befinden, kommt es dabei zu einem Absinken des Zungengrundes. Oftmals wird dieser Zustand als ein „Verschlucken der Zunge" bezeichnet. Medizi-

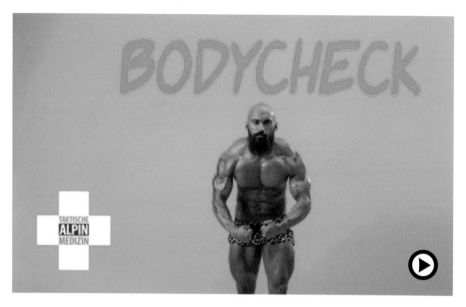

Abb. 3.2 Video Notfallcheck (▶ https://doi.org/10.1007/000-6dr)

nisch ist ein Verschlucken der Zunge nicht möglich, jedoch wird durch das Absinken des Zungengrundes der Atemweg verschlossen, eine normale Atmung ist dadurch nicht mehr möglich.

Zur Einschätzung der Schwere der Bewusstseinsstörung bzw. der Tiefe der Bewusstlosigkeit dient das **AVPU-Schema**:

> **AVPU-Schema:**
>
> **A**lert – der Patient ist wach und aufmerksam
>
> **V**oice – der Patient reagiert auf Ansprache mit Augen öffnen, Bewegung oder verbaler Reaktion
>
> **P**ain – der Patient reagiert auf einen Schmerzreiz mit Augen öffnen, Bewegung oder verbaler Reaktion
>
> **U**nresponsive – keine Reaktion auf Ansprache oder Schmerzreiz

3.2.1 Stabile Seitenlage

Durch diese einfache Maßnahme wird nicht nur der Zungengrund angehoben und somit der Atemweg frei, durch die stabile Seitenlage können auch Flüssigkeiten aus dem Mund des Patienten abfließen. Beim bewusstlosen Patienten in Rückenlage wird hierbei ein Arm im 90° Winkel vom Körper abgestreckt. An der gegenüberliegenden Seite fasst eine Hand des Helfers in die Kniekehle

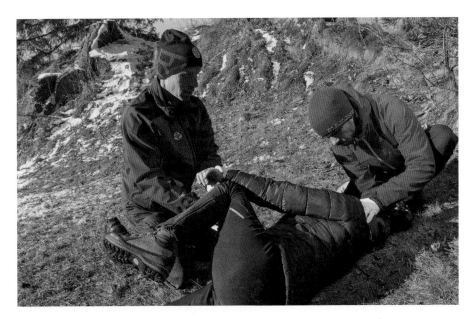

Abb. 3.3 Durchführen der stabilen Seitenlage

des Patienten. Die zweite Hand des Helfers fasst das Handgelenk eben dieser Seite. In weiterer Folge führt man das Kniegelenk zum Handgelenk und bildet so ein stabiles Dreieck. Mit eben diesem kann man nun den Patienten auf jene Seite drehen, auf die man zuvor den Arm abgestreckt hat, ohne dabei die Wirbelsäule zu verdrehen. Abschließend wird der Kopf nackenwärts überstreckt, der Mund geöffnet (damit Sekrete abfließen können, sollte das Gesicht Richtung Boden orientiert sein) und jener Arm, der zuvor für das stabile Dreieck gefasst wurde, unter den Kopf gelegt (Abb. 3.3).

Bis zum Eintreffen weiterer Hilfe soll nun die Atmung regelmäßig (1x pro Minute) überprüft und dem Patienten guter Zuspruch geleistet werden. Mit einer Rettungsdecke oder Ähnlichem sollte der Patient vor weiterem Auskühlen geschützt werden, beengende Kleidungsstücke sind allenfalls zu öffnen (Abb. 3.4).

3.3 Wiederbelebungsmaßnahmen

Liegt neben der Bewusstlosigkeit des Patienten eine nicht normale Atmung vor, so handelt es sich um das Zustandsbild des Atem-Kreislauf-Stillstands. Ob dabei ein Atemstillstand oder ein Atem-Kreislauf-Stillstand besteht, ist für den Ersthelfer nicht relevant: Dies ist ein für den Patienten lebensbedroh-

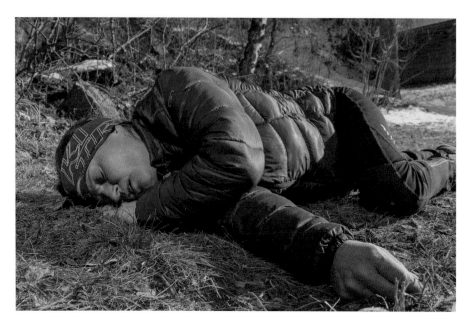

Abb. 3.4 Stabile Seitenlage

liches Zustandsbild, Erste-Hilfe-Maßnahmen sind unmittelbar notwendig, da es innerhalb von Minuten zu irreversiblen Schädigungen an wichtigen Organen (vor allem dem Gehirn) kommt.

3.3.1 Herz-Lungen-Wiederbelebung

Unabhängig von der Ursache des Atem-Kreislauf-Stillstand ist das rasche Einleiten von Wiederbelebungsmaßnahmen erforderlich.

Maßnahmen

- Der frühe Hilferuf (Bergrettungsnotruf 140, Notruf 144, Euronotruf 112) Abschn. 1.4
- Herzdruckmassage und Beatmung im Verhältnis 30:2
- Anwendung eines Defibrillators, soweit und sobald vorhanden

Durch diese 3 einfachen Tätigkeiten kann dem Patienten das Leben gerettet werden. Der erwachsene Notfallpatient verfügt an dieser Stelle noch über gewisse Sauerstoffreserven, die einerseits im Blut zirkulieren, andererseits kann Sauerstoff durch die Brustkorbbewegungen der Herzdruckmassage sowie die Beatmung in die Lungen gelangen.

Durchführung Herzdruckmassage

- Der Druckpunkt ist die Mitte des Brustkorbs
- 100–120 Herzdruckmassagen pro Minute mit minimierten Unterbrechungen
- Eindrucktiefe 5–6 cm
- Nach jeder Kompression muss der Brustkorb vollständig entlastet werden

Durchführung Beatmung

- Öffnen der Atemwege durch Überstrecken des Halses und Anheben des Kinns
- Verschließen der Nase durch Zusammendrücken der Nasenflügel mit Daumen und Zeigefinger jener Hand, die an der Stirn liegt
- Normal einatmen und die Lippen unter Verwendung eines Beatmungstuchs um den Mund des Patienten legen
- In den Mund des Patienten blasen, während kontrolliert wird, wie sich der Brustkorb gleichmäßig hebt
- Nach zwei Beatmungen werden wiederum 30 Herzdruckmassagen durchgeführt.

Falls Sie nicht trainiert oder im Stande sind zu beatmen, führen Sie ausschließlich Herzdruckmassagen durch (Abb. 3.5)!

3.3.2 Frühzeitige Defibrillation

Laiendefibrillatoren sind mittlerweile an vielen öffentlichen Orten vorhanden (Liftstationen, Hütten, Freibäder, Einkaufszentren, Apotheken etc.). Kommt der Defibrillator in einer Wiederbelebungssituation frühzeitig zum Einsatz, so erhöht sich die Überlebenswahrscheinlichkeit des Patienten um ein Vielfaches: Durch die Defibrillation kann eine lebensbedrohliche Herzrhythmusstörung (Kammerflimmern), die dem Herz-Kreislauf-Stillstand oft zugrunde liegt, unterbrochen werden, wodurch ein regelmäßiger Herzschlag wieder einsetzen kann.

Anwendung
Laiendefibrillatoren sind sehr intuitiv gestaltet. Nach dem Einschalten des Geräts ertönt eine Stimme, deren Anweisungen zu befolgen sind. Üblicherweise wird man zuerst aufgefordert, die Klebeelektroden (*Defipads)* auf den freien Oberkörper des Patienten zu kleben. Die richtige Positionierung der

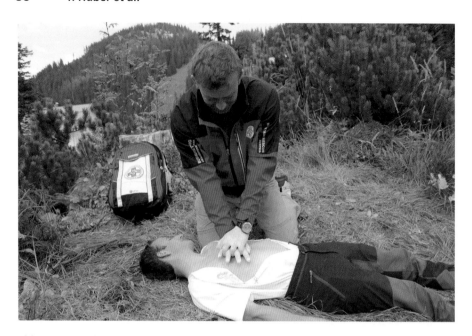

Abb. 3.5 Wiederbelebungsmaßnahmen durchführen

Elektroden ist entweder auf den Klebeelektroden oder dem Defibrillator abgebildet. Ist dies erfolgt, analysiert der Defibrillator den Herzrhythmus des Patienten automatisch und entscheidet, ob eine Defibrillation angezeigt ist oder nicht. Der Helfer muss lediglich den Stromstoß (Schock) durch Drücken einer dafür vorgesehenen (meist blinkenden) Taste abgeben. Gleich anschließend wird die Herzdruckmassage fortgeführt, bis weitere Hilfe eintrifft. Eine Analyse des Herzrhythmus erfolgt während laufender Wiederbelebungsmaßnahmen alle 2 Minuten, die Unterbrechungen der Herzdruckmassagen sollten so gering wie möglich gehalten werden (Abb. 3.6).

3.3.3 Atemwegsverlegung

Kommt es durch einen Fremdkörper oder im Rahmen einer Schwellung, wie sie bei allergischen Reaktionen auftreten kann, zu einer Verlegung der Atemwege, so kann dies binnen kurzer Zeit eine lebensbedrohliche Situation darstellen. Allgemein wird eine teilweise von einer vollständigen Verlegung der Atemwege unterschieden. Sind die Atemwege teilweise verschlossen, so ist die Einatmung erschwert oder unmöglich und der Gasaustausch in der Lunge wird behindert. Bei vollständiger Atemwegsverlegung kommt es im Rahmen des sogenannten Erstickens zu einem raschen Bewusstseinsverlust und beim Ausbleiben von umgehenden Maßnahmen zu einem Atem-Kreislauf-Stillstand.

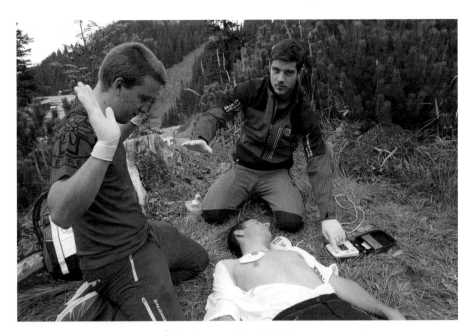

Abb. 3.6   Wiederbelebungsmaßnahmen mit Defibrillator

3.3.3.1   Teilweise Atemwegsverlegung

Der Patient ist bei Bewusstsein und kann noch husten und sprechen.

Maßnahmen:

- Hilfe rufen
- Patient zu ruhigen, tiefen Atemzügen anhalten und beruhigen
- Oberkörper hochlagern, Patienten nach vorne beugen und weiteres Abhusten versuchen

3.3.3.2   Vollständige Atemwegsverlegung

Der Patient ist anfänglich noch bei Bewusstsein, verliert dieses jedoch binnen kurzer Zeit. Ein Husten und Sprechen sind nicht mehr möglich.

Maßnahmen

- Hilfe rufen
- Rasches Handeln rettet Leben

- Patienten zum Abhusten anleiten
- Oberkörper nach vorne Beugen, danach fünf feste Schläge zwischen die Schulterblätter

Führt dieses Vorgehen nicht zum Erfolg, so kann das Heimlich-Manöver angewendet werden:

Dabei umfasst man den Patienten von hinten, ballt eine Hand zur Faust und umfasst diese mit der anderen Hand. Die Hände werden dann unterhalb des Brustbeins im Bereich des Magens platziert. In weiterer Folge erfolgen fünf ruckartige/rasche Kompressionen. Man versucht dadurch den Druck im Brustkorb zu erhöhen, um den Fremdkörper zu bewegen (Abb. 3.7).

Führt diese Maßnahme nicht zu einer Besserung, so erfolgen wieder fünf Schläge zwischen die Schulterblätter. Diese zwei Maßnahmen, Schläge zwischen die Schulterblätter und Heimlich-Manöver, werden im Wechsel durchgeführt. Atmet der Patient nicht mehr normal und verliert das Bewusstsein, so sind umgehend Wiederbelebungsmaßnahmen einzuleiten (Abb. 3.8).

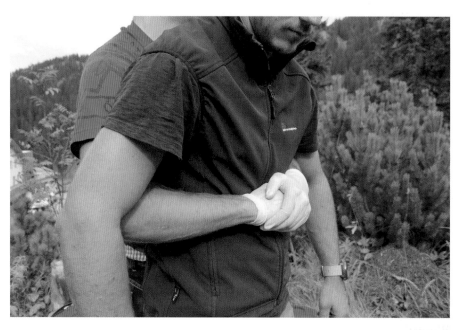

Abb. 3.7   Heimlich-Manöver

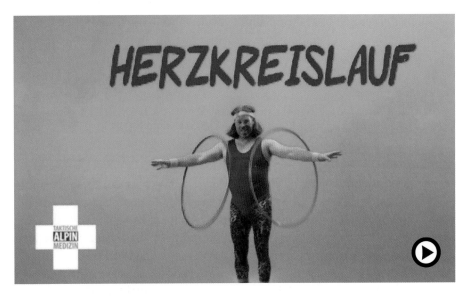

Abb. 3.8 Video Wiederbelebungsmaßnahmen (▶ https://doi.org/10.1007/000-6dq)

3.4 Schockzustände

Um relevante Funktionen des Lebens aufrechterhalten zu können, sind die Organe des Körpers auf eine kontinuierliche Zufuhr von Sauerstoff und Nährstoffen angewiesen. Diese Transportfunktion wird durch das Herz-Kreislauf-System aufrechterhalten, indem es das Blut als Transportmedium nutzt. Im Rahmen schwerwiegender Verletzungen oder Erkrankungen kann es durch Verlust oder Umverteilung des Blutvolumens zu einem Missverhältnis zwischen Sauerstoffangebot und -bedarf des Körpers kommen.

Werden dabei einzelne oder die Kombination mehrerer Organsysteme beeinträchtigt, so wird vom Körper der Versuch unternommen, die Versorgung der Organe möglichst lange unbeeinträchtigt aufrechtzuerhalten. Dies wird durch eine sogenannte Schockreaktion gewährleistet. Der Körper reduziert den Blutfluss von Organen wie Haut, Muskulatur und Verdauungstrakt zu Gunsten lebenswichtiger Organe wie Herz, Lunge oder Gehirn.

Häufige Ursachen für einen Schock sind schwere Verletzung mit hohem Blutverlust, aber auch Erkrankungen des Herzens. Weiters können allergische Reaktionen, Infektionen sowie Verletzungen des Rückenmarks zu Schockreaktionen des Körpers führen.

Zeichen einer Schockreaktion sind

- Unruhe, Ängstlichkeit
- Blässe der Haut
- Kalter Schweiß
- Schneller oder langsamer Pulsschlag
- Schnelle oder langsame Atmung

Maßnahmen
Neben der Einleitung eines adäquaten Wärmemanagements und der Leistung psychologischer Erster Hilfe ist das zentrale Element der Erste-Hilfe-Maßnahmen im Rahmen eines drohenden Schockgeschehens die korrekte Lagerung des Patienten. Diese ist jedoch von der Art der zugrunde liegenden medizinischen Problematik abhängig. So können neben der Lagerung mit erhöhtem Oberkörper oder der Lagerung mit erhöhten Beinen in gewissen Situationen auch die flache Lagerung eines Patienten zu einer Besserung des Zustandsbilds des Patienten beitragen. Die wichtigsten Lagerungsformen sind im Abschn. 11.1 angeführt.

Weiterführende Literatur

Bürkle C, Egger A, Haselbacher M et al (2018) Handbuch Medizin des österreichischen Bergrettungsdienstes, 1. Aufl. Eigenverlag, Wien. ISBN 978-3-200-05962-7

Olasveengen TM, Semeraro F, Ristagno G et al (2021) European resuscitation council guidelines 2021: basic life support. Resuscitation 161:98–114

4

Der menschliche Körper

Alexander Egger

A. Egger (✉)
Abt. für Anästhesie u. Intensivmedizin, Landesklinikum Scheibbs, Scheibbs, Österreich
e-mail: alexander.egger@bergrettung.at

© Springer-Verlag GmbH Deutschland, ein Teil von Springer Nature 2022
T. Huber et al., *Erste Hilfe in den Bergen*, https://doi.org/10.1007/978-3-662-65054-7_4

„Gehen, sich bewegen, auf einen Berg steigen und wieder absteigen – das ist eine Parallele zum Leben. So gesehen hat der Berg große Symbolkraft und Bedeutung."
Peter Habeler, österreichischer Alpinist

Ein grundlegendes Verständnis der Abläufe im menschlichen Körper ist Grundlage einer guten Patientenversorgung. Die Maßnahmen der Ersten Hilfe werden logischer und nicht zuletzt einfacher zu merken und anzuwenden, wenn klarer wird, warum diese zur Anwendung kommen sollen. Im Folgenden deshalb ein Überblick über die wichtigsten anatomischen und physiologischen Merkmale des menschlichen Körpers, auch als Vorbereitung für die nachfolgenden Kapitel dieses Buchs (Abb. 4.1).

4.1 Bewegungsapparat

Das Grundgerüst des menschlichen Körpers bilden die Knochen. Mehr als 200 sind es an der Zahl, die als wichtigste Aufgabe vorwiegend eine Stützfunktion ausüben. Um eine Bewegung zu ermöglichen, haben Knochen an den Kontaktstellen zu anderen Knochen sogenannte Gelenkflächen. Diese sind von einem Knorpel überzogen und von einer Kapsel begrenzt. Stabilisiert werden Gelenksflächen zum einen durch die Gelenkkapsel, zum anderen durch einen Bandapparat bzw. die das Gelenk umgebenden Muskelgruppen.

Bänder überspannen Gelenkflächen und setzen an den beiden beteiligten Knochen an. Sehnen hingegen überspannen zwar ebenfalls ein Gelenk, setzen jedoch an einer Seite am Knochen an, während sie auf der zweiten Seite in einen Muskel übergehen.

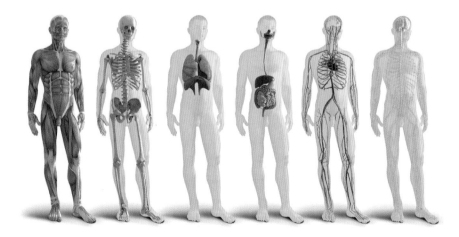

Abb. 4.1 Organsysteme des Menschen (© nicolasprimola/stock.adobe.com)

Ein Muskel besteht aus einer Vielzahl von einzelnen Muskelfasern, welche sich unter Verbrauch von Energie verkürzen können. Ein Muskel überspannt ein Gelenk und mündet an beiden Enden in einer Sehne, welche dann am Knochen ansetzt. So entsteht durch Muskelkontraktion Bewegung. Körperliches Training führt zu einer Vergrößerung der Muskelfasern sowie zu einer Vermehrung der Energiespeicher. Dadurch steigt der Muskelumfang, und eine körperliche Belastung kann länger aufrechterhalten werden.

4.2 Herz-Kreislauf-System

Wichtig für die Versorgung des gesamten Organismus mit Sauerstoff und Nährstoffen ist das Herz-Kreislauf-System. Diesem gehören neben dem Herz und den beiden Lungenflügeln vor allem ein weit verzweigtes Netz an zu- und abführenden Blutgefäßen an. Als Transportmedium dient hier das Blut, welches auf Grund seiner vielen Bestandteile eine Reihe weiterer lebenswichtiger Funktionen (unter anderem Immunsystem und Blutgerinnung) übernimmt.

Zentrales Organ des menschlichen Blutkreislaufs ist das Herz. Mit zwei Vorhöfen und zwei nachgeschalteten Herzkammern pumpt es Blut und damit Sauerstoff und Nährstoffe einerseits in den Körper, andererseits durch die Lunge. Die Lunge ist für den Gasaustausch verantwortlich. Sauerstoff wird in das Blut aufgenommen, im Stoffwechsel (z. B. bei Muskelarbeit) anfallendes Kohlendioxid wird über die Lunge abgegeben und abgeatmet.

Für den geordneten Blutfluss im Körper sind zu- und abführende Blutgefäße verantwortlich. Arterien führen das Blut vom Herzen weg, Venen führen das Blut zum Herzen zurück. Durch selbstständige Regulation des Gefäßdurchmessers können der Blutdruck reguliert, aber auch einzelne Regionen des Körpers bevorzugt mit Blut versorgt werden. Auf diese Weise erfolgt auch die Gegenregulation im Rahmen eines Schockgeschehens.

4.3 Verdauung und Stoffwechsel

Zur Aufnahme, Aufspaltung, Speicherung und Abgabe von Nährstoffen dienen unsere Bauchorgane. Nach Aufnahme von Nahrung kommt es im Magen-Darm-Trakt zur Aufspaltung in dessen Bestandteile. Daran beteiligt sind, neben Magen und Darm, vor allem die Bauchspeicheldrüse sowie die Leber mit den von ihnen produzierten Sekreten. Die beiden Organe Leber und Bauchspeicheldrüse sind ferner für die Speicherung von Nährstoffen, die Entgiftung des Blutes, die Regelung des Blutzuckers sowie die Produktion einer

Vielzahl von Stoffen für die Nahrungsaufspaltung beteiligt. Die Aufnahme der Nährstoffe selbst erfolgt im Dünndarm. Hier können die einzelnen Nahrungsbestandteile ins Blut aufgenommen und infolge verteilt, verbraucht oder gespeichert werden.

Die Ausscheidung von nicht verwertbaren Nahrungsbestandteilen, aber auch von Produkten des Stoffwechsels erfolgt zum einen in fester Form über den Dick- und Enddarm, zum anderen in flüssiger Form über die Nieren. Neben der Ausscheidung haben die beiden Nieren auch eine zentrale Rolle in der Regulation des Blutdrucks, in der Bildung wichtiger Botenstoffe sowie im Wasserhaushalt des Körpers.

Ein weiteres wichtiges Organ im Bauchraum stellt die Milz dar. Ihre Aufgabe ist die Bildung und Speicherung von Abwehrzellen. Vor allem in jungen Jahren leistet sie einen wichtigen Beitrag zur Bildung von Blutzellen; dieser nimmt im Verlauf des Lebens jedoch ab. Ein Großteil der roten Blutkörperchen wird in weiterer Folge im Knochenmark großer Röhrenknochen gebildet. Dies erklärt, warum Brüche großer Knochen (z. B. Oberschenkel) zu einem relevanten Blutverlust führen können.

4.4   Haut

Die Haut ist eines der größten Organe des Körpers und für eine Vielzahl lebenswichtiger Funktionen zuständig. Neben der Regulation des Temperaturhaushaltes hat die Haut eine wichtige Barrierefunktion für Krankheitserreger. Insbesondere bei Verletzungen kann diese Funktion schwer gestört sein, sodass es zu lokalen, aber auch generalisierten Infektionen („Blutvergiftung") kommen kann. Eine keimfreie Versorgung von Wunden ist aus diesem Grund eine essentielle Maßnahme in der Ersten Hilfe (Abb. 4.2).

4.5   Nervensystem

Für die Regulation einer Vielzahl von Körperfunktionen ist das Nervensystem zuständig. Unterschieden wird das willkürliche vom unwillkürlichen Nervensystem. Das willkürliche Nervensystem wird vom zentralen Nervensystem (Gehirn, Rückenmark) aus gesteuert und verrichtet willkürliche (bewusst gesteuerte und wahrgenommene) Funktionen. Beispiel dafür ist die willkürliche Ansteuerung von Muskelgruppen zur Bewegung. Aber auch die Weiterleitung der Eindrücke der Sinnesorgane (Berührung, Sehen, Hören, Riechen, Schmerzen) erfolgt über Nervenbahnen des willkürlichen Nervensystems.

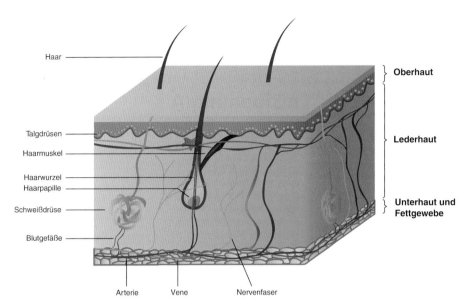

Abb. 4.2 Aufbau der menschlichen Haut (© bilderzwerg/stock.adobe.com)

Alle gemeinsam bilden ein eng verflochtenes Netz aus Nervenbahnen, die aus dem zentralen Nervensystem in die Peripherie, beziehungsweise aus der Peripherie in das zentrale Nervensystem ziehen. Die Weiterleitung erfolgt mittels elektrischer Impulse, welche entlang dieser Nervenfasern laufen und zu einer Reaktion am Endorgan (z. B. Muskel) oder einer Verarbeitung im zentralen Nervensystem (Gehirn) führen.

Zum zentralen Nervensystem zählen das Gehirn sowie das Rückenmark. Beide liegen durch knöcherne Strukturen gut geschützt, in die Gehirn- bzw. Rückenmarksflüssigkeit eingebettet, welche einen Schutz vor Erschütterungen im Rahmen von Stürzen und Schlägen bietet. Das zentrale Nervensystem besteht aus vielen Milliarden Nervenzellen, deren Zellkörper vorwiegend im Großhirn sitzen. Um eine Interaktion zu ermöglichen, sind diese Nervenzellen über Fortsätze und Synapsen (Übertragungsspalten) miteinander verbunden. Das Hirn teilt sich in die 4 Hauptabschnitte: Großhirn, Zwischenhirn, Kleinhirn und Hirnstamm. Jedem dieser Hirnabschnitte liegt eine spezielle Funktion zu Grunde.

Eine Verbindung des Gehirns zur Peripherie erfolgt durch das Rückenmark. Das Rückenmark besteht wie das Gehirn aus Nervenzellen, die im Rückenmarkskanal laufen. Aus dem Rückenmark zweigen auf jedem Wirbelsegment einzelne Nervenbahnen ab und verlassen durch seitliche Öffnungen das Rückenmark in Richtung Peripherie. Auf dieser Bahn finden auch Nerven aus der Peripherie ihren Weg in das zentrale Nervensystem (z. B. Weiterleitung von Sinneszellen).

Das unwillkürliche Nervensystem, auch *autonomes* oder *vegetatives* Nervensystem genannt, reguliert Funktionen des Körpers ohne eine wesentliche bewusste Einflussmöglichkeit. Das unwillkürliche Nervensystem zeigt sich verantwortlich für Funktionen wie Herzschlag, Atmung, Blutdruckregulation, Verdauung und Körpertemperatur.

Das vegetative Nervensystem führt seine regulatorische Wirkung vielfach durch Botenstoffe aus, die von spezialisierten Organen (z. B. Nebennieren) produziert werden.

Weiterführende Literatur

Schünke M, Schulter E, Schumacher U (2018) PROMETHEUS Allgemeine Anatomie und Bewegungssystem: LernAtlas der Anatomie, 5. Aufl. Springer, ISBN-10 : 3132420832

Silbernagl S, Despopoulous A, Draguhn A (2018) Taschenatlas Physiologie, 9. Aufl. Thieme, ISBN-10 : 9783132410305

5

Verletzungen im Bergsport

Joachim Schiefer

Ergänzende Information Die elektronische Version dieses Kapitels enthält Zusatzmaterial, auf das über folgenden Link zugegriffen werden kann [https://doi.org/10.1007/978-3-662-65054-7_5]. Die Videos lassen sich durch Anklicken des DOI Links in der Legende einer entsprechenden Abbildung abspielen, oder indem Sie diesen Link mit der SN More Media App scannen.

J. Schiefer (✉)
Abt. für Unfallchirurgie und Orthopädie, Krankenhaus Spittal/Drau, Spittal/Drau, Österreich

„Die größte Kunst beim Bergsteigen ist, dass man dabei auch alt wird."
Hans Schwanda, österreichischer Alpinist

Verletzungen führen neben internistischen Notfällen die Einsatzstatistiken in den Bergen an. Die Schwere einer Verletzung ist dabei nicht allein ausschlaggebend, vielmehr trägt die alpine Umgebung dazu bei, dass aus unkomplizierten Verletzungen oft echte Notfälle werden: Der Notfallort in den Bergen ist schwerer erreichbar als im urbanen Raum, ein Schutz vor Kälte oder Nässe ist oft kaum möglich, und die Rettungskräfte sind nicht sofort und ein Notarzthubschrauber vielleicht gar nicht verfügbar. Das gilt vor allem, wenn sich der Verletzte zusätzlich in einer Gefahrenzone oder einem schwer zugänglichen Gelände befindet. Sollte ein selbstständiges Absteigen nicht oder nur eingeschränkt möglich sein, führen Schmerzen und Unterkühlung rasch zur Erschöpfung.

Unter diesen Umständen können auch leichte Verletzungen lebensbedrohlich sein.

Unfälle am Berg benötigen ein hohes Maß an Improvisation, jede Situation ist anders und erfordert ein angepasstes Vorgehen.

Stolpern und Stürzen sind die häufigsten Ursachen bei Verletzungen im alpinen Gelände.

Das Risiko für einen Sturz steigt, je exponierter das Gelände ist, die Verletzungsschwere steigt mit der auf den Körper einwirkenden Energie beim (Ab)Sturz.

Verletzungen können nach Körperregionen eingeteilt werden, Mehrfachverletzungen verschiedener Körperregionen bezeichnet man als **Polytrauma**.

Die Zahlen der Verletzten bei Alpinunfällen werden sehr genau erhoben. Der Großteil der Verletzungen passiert in den klassischen Winter- und Sommersportdisziplinen Skifahren auf Piste und Skiroute sowie Wandern und Bergsteigen. Im Sommer ist die Zahl der Verletzten etwas höher, Zuwächse zeigen sich beim Mountainbiken, insbesondere im Zeitalter des E-Bikes. Die Zahlen führen Verletzungen der Extremitäten an, vor Brustkorb, Bauch und Kopf. Seltener sind Wirbelsäule und Becken betroffen. Der Schweregrad ist bei Sportarten mit hohem Risiko entsprechend höher, aber statistisch wegen der geringen Fallzahlen nicht auffallend.

5.1   Kopfverletzungen

Kopfverletzungen kommen bei allen Formen des Bergsports vor. Heutzutage ist es glücklicherweise obligat, bei vielen Alpinsportarten wie Skifahren, Klettern oder Mountainbiken einen passenden Helm zum Schutz vor herab-

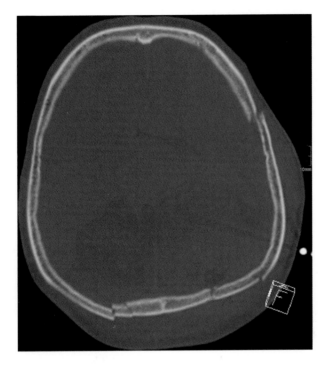

Abb. 5.1 Schädelbruch (Schädelfraktur)

fallenden Steinen und Aufprall nach Stürzen zu tragen. Verletzungen betreffen dabei den knöchernen Schädel (Schädelbruch), das Gehirn sowie die Weichteile von Kopf und Gesicht (Abb. 5.1).

Neben dem Hauptsymptom Kopfschmerz können Kopfverletzungen zu Veränderungen des Bewusstseins führen. Die Formen reichen von Erinnerungslücken, Desorientiertheit, gestörter Koordination, Schwindel, verzögerter Aufmerksamkeit und Reaktionsfähigkeit im Sinne einer Bewusstseinstrübung **(Gehirnerschütterung)** bis zur Bewusstlosigkeit **(Schädel-Hirn-Trauma)**. Auch Übelkeit und Erbrechen sind möglich. Die Symptome können sich im weiteren Verlauf ändern, eine Besserung wird als *freies Intervall* bezeichnet. Dieses soll nicht dazu verleiten, die Schwere der Kopfverletzung zu unterschätzen. Je nach Tiefe der Bewusstseinstrübung können die Schutzreflexe Schlucken, Würgen und Husten zusätzlich ausfallen und der verletzte Patient ersticken.

Maßnahmen

- Ansprechen, um Schmerzen, Orientierung, Gedächtnis und Bewusstsein zu überprüfen

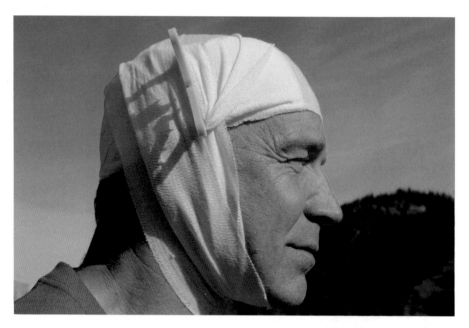

Abb. 5.2 Kopfverband

- Beim bewusstseinsgetrübten Patienten stabile Seitenlagerung
- In jedem Fall Kopf bzw. Oberkörper erhöht lagern (Abschn. 11.1)
- Keimfreies Verbinden von offenen Wunden
- Überwachen der Lebensfunktionen
- Notruf absetzen (Abb. 5.2)

5.2 Verletzungen der Wirbelsäule und des Beckens

Bei Stürzen aus Höhen von über 2 Metern und hoher Rasanz ist immer an Verletzungen der Wirbelsäule zu denken. Unfälle beim Klettern oder Touren in steilem, exponiertem Gelände mit oder ohne Seilsicherung, Stürze in Gletscherspalten und Höhlen oder Lawinenverschüttung sind häufige Ursachen. Bei Schmerzen an der Wirbelsäule ist der Verletzte in jedem Fall zu immobilisieren. Das gilt insbesondere, wenn noch zusätzliche Symptome einer Rückenmarksschädigung vorliegen. Zu beachten sind auch der möglicherweise hohe Blutverlust bei Beckenbrüchen und die Begleitverletzungen am Körperstamm.

Eine Immobilisierung bedeutet, dass der Verletzte jede Bewegung der Körperachse vermeiden muss bzw. ein Abtransport so zu erfolgen hat, dass auch eine unbeabsichtigte Bewegung der Wirbelsäule nicht möglich ist, um weitere Verletzungen zu verhindern. Eine hundertprozentige Immobilisierung ist im Rahmen der Ersten Hilfe kaum möglich, Techniken zu „achsengerechtem" Umlagern und Abtransportieren finden sich in Abschn. 11.1.

Verletzungen an Becken und Wirbelsäule sind schmerzhaft, zusätzlich kann als Ausdruck einer Rückenmarksverletzung eine Gefühllosigkeit, ein Kribbeln, eine Schwäche oder sogar Lähmung in Armen oder Beinen bestehen. Bei Blutungen ins Becken können große Blutverluste unbemerkt bleiben und sich erst sehr spät durch einen Schockzustand bemerkbar machen.

Maßnahmen

- Flach lagern, Verdrehen der Wirbelsäule vermeiden und Halswirbelsäule stabilisieren
- Vor Unterkühlung schützen
- Überwachen der Lebensfunktionen
- Notruf absetzen (Abb. 5.3)

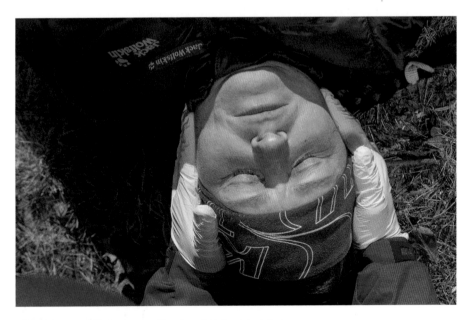

Abb. 5.3 Stabilisieren von Kopf und Halswirbelsäule

5.3   Verletzungen am Körperstamm

Zwölf Rippenpaare schützen die lebenswichtigen Organe Herz und Lunge, während die Bauchhöhle nur von Muskulatur umgeben ist. Dementsprechend kann stumpfe Gewalt zu inneren Blutungen aus Lunge, Milz, Leber, Nieren oder Darm führen. Prellmarken am Stamm und eine schmerzende, brettharte Bauchdecke sind Anzeichen für eine Bauchverletzung.

Am Brustkorb überwiegen Prellungen und Brüche der Rippen mit dem Hauptsymptom Atemnot und schmerzhafter Atmung.

Maßnahmen

- Bei Verdacht auf Bauchverletzungen Lagerung mit angewinkelten Beinen (Rucksack/Decke als Knierolle)
- Bei Verdacht auf Brustkorbverletzung Lagerung mit erhöhtem Oberkörper
- Vor Unterkühlung schützen
- Überwachung der Lebensfunktionen
- Notruf absetzen

5.4   Verletzungen der Extremitäten

An Gelenken und Knochen werden Prellungen, Brüche, Band-/Sehnenverletzungen und Verrenkungen unterschieden. Vor Ort ist eine genaue Differenzierung nicht möglich.

Schwellung, Bewegungseinschränkung oder -ausfall sowie Blutergüsse weisen darauf hin.

Maßnahmen

- Bei leichten Verletzungen kann die PECH-Regel zur Anwendung kommen, um Schwellung und Schmerz zu lindern:

PECH-Regel

1. **Pause** – Ruhigstellung
2. **Eis** – Kühlung
3. **Compression** – elastische Bandage anlegen
4. **Hochlagern** – Blutabfluss verbessern

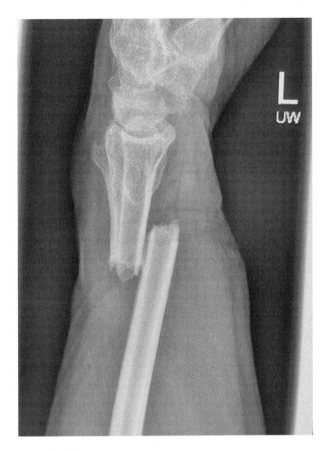

Abb. 5.4 Unterarmbruch

- Zur Ruhigstellung eignet sich eine Universalschiene (z. B. SAM® Splint) oder Improvisation mit einem Skistock, je auch in Kombination mit Dreiecktuch und Bandagen (Abschn. 11.3).
- Für Brüche der großen Schaftknochen Oberschenkel und Schienbein ist meistens eine hohe Rasanz nötig und mit Begleitverletzungen und Blutverlust zu rechnen. Die betroffene Extremität ist gut gepolstert erhöht zu lagern (Abb. 5.4).

5.5 Offene Verletzungen

Als offene Wunde wird jede mit mehr oder weniger starken Blutungen einhergehende Verletzung des Hautmantels bezeichnet. Dazu zählen oberflächliche Schürf-, scharfe Schnitt- und stumpfe Rissquetschwunden.

Maßnahmen

- Anlage eines keimfreien, gut haftenden Verbandes unter sauberen Bedingungen
- KEINE Reinigung mit Desinfektionsmitteln oder Salbenanwendung
- Fremdkörper werden in der Wunde belassen
- Bei starker Blutung besteht Schockgefahr, die Blutstillung ist vorrangig durchzuführen: **Druckverband** anlegen (s. u.) oder das blutende Gefäß mit den Fingern komprimieren

5.5.1 Druckverband

Ein Druckverband kommt bei stark blutenden Verletzungen an den Extremitäten oder am Kopf zur Anwendung. Er besteht aus einer keimfreien Wundauflage, einer (heutzutage meist selbsthaftenden) Mullbinde und einen Druckkörper. Dazu eignet sich am besten eine zusätzliche Mullbinde, die in ihrer Verpackung belassen wird, alternativ kann aber auch eine Packung Taschentücher, ein Feuerzeug oder ein anderer passender Gegenstand verwendet werden.

Der Druckkörper sollte so groß wie die Wunde sein und ihren Rand etwas überragen. Die keimfreie Wundauflage wird mit festem Fingerdruck auf die blutende Wunde gedrückt und mit der Mullbinde befestigt. Anschließend wird der Druckkörper mit den letzten Zügen fest über die Wunde gewickelt. Durch Hochlagerung der Extremität wird die Blutung zusätzlich gestillt.

Der Verband ist regelmäßig zu kontrollieren, eventuell muss er gelockert werden, wenn starke Schmerzen oder Gefühlsstörungen auftreten. Bei starkem Durchbluten kann ein weiterer Verband darüber angelegt werden (Abb. 5.5, 5.6 und 5.7).

Eine Alternative stellt der sogenannte Schnellverband („Israeli-Bandage") dar. Er vereint Wundauflage, Druckkörper und Bandage in einem Produkt und kann für eine Vielzahl von stark blutenden Wunden an verschiedenen Körperstellen verwendet werden, erfordert jedoch Übung in der Anwendung. Die sterile Wundauflage ist in den Verband eingearbeitet und wird auf die Wunde gedrückt. Anschließend erfolgt das Anwickeln des Verbands bis zum Druckbügel, hier wird die Bandage hindurchgeführt und in entgegengesetzter

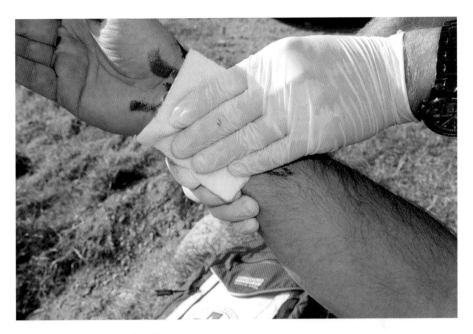

Abb. 5.5   Sterile Wundauflage

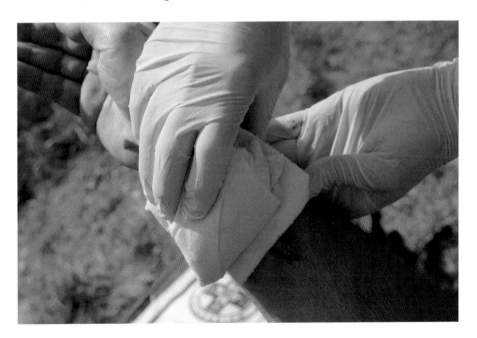

Abb. 5.6   Druckkörper

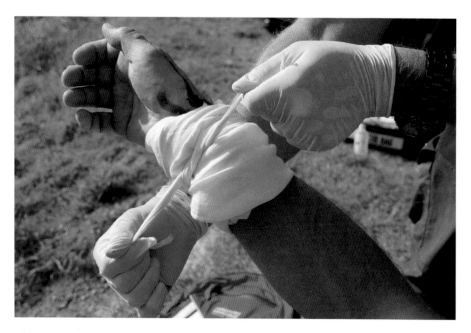

Abb. 5.7 Dreiecktuch als Verband

Richtung weitergewickelt. Zuletzt wird das Ende mit Hilfe der Befestigungsklammer fixiert (Abb. 5.8, 5.9 und 5.10).

> Jede offene Wunde stellt eine mögliche Eintrittspforte für Krankheitserreger
> dar. Aus diesem Grund sollte zu jeder Zeit ein aufrechter Impfschutz gegen **Teta-**
> **nus** (*Wundstarrkrampf*) bestehen (Abb. 5.11)!

5.6 Typische Sportverletzungen im Bergsport

Neben den Unfällen durch alpine Gefahren wie Lawinen oder Steinschlag
weisen die einzelnen Bergsportarten individuelle Muster an Verletzungen und
Überlastungsschäden auf.

Diese sind genauso vielfältig wie die unterschiedlichen Disziplinen des
Bergsports. Im Folgenden werden einige typische Verletzungsmuster vorgestellt.

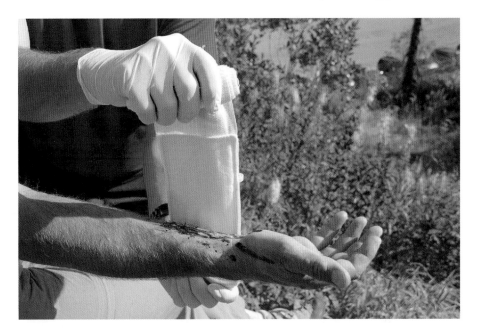

Abb. 5.8   Wundauflage des Schnellverbands

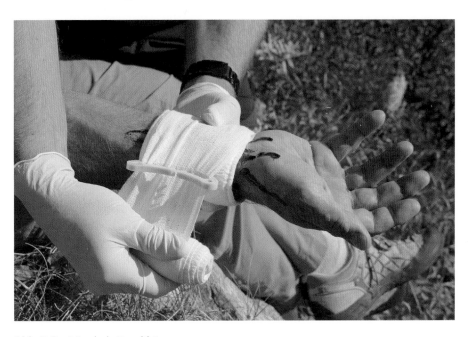

Abb. 5.9   Bügel als Druckkörper

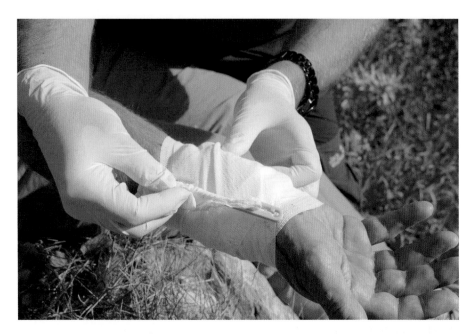

Abb. 5.10 Befestigungsklammer zum Fixieren

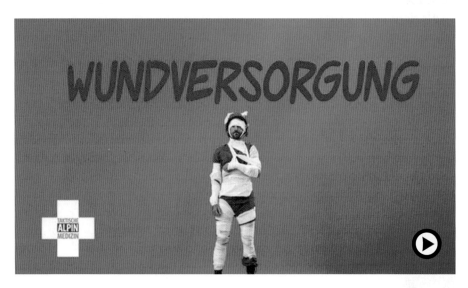

Abb. 5.11 Video Wundversorgung (▶ https://doi.org/10.1007/000-6ds)

5.6.1 Wintersport

Die im Alpenbereich führende Winterdisziplin Skitour weist statistisch am häufigsten Verletzungen des Beins auf, dabei vor allem des Kniegelenks. Im Gegensatz zu der häufigsten Unfallursache Kollision beim Pistenskifahren ist der Sturz im freien Gelände durch technische Fehler verursacht. Seltener kommt es zu Brüchen, es überwiegen Prellungen und Bandverletzungen, wobei Frauen dabei häufiger betroffen sind. Unterschiede in der weiblichen Anatomie oder die Einstellung der Pin-Bindungen dürften der Grund für ihr Überwiegen sein.

Als schwere und häufige Schädigung des Kniegelenks ist der Riss des vorderen Kreuzbands zu sehen. Es kommt immer zu Begleitverletzungen anderer Binnenstrukturen des Kniegelenks wie Meniskus, Seitenband oder Knorpel, in dessen Folge auch bei optimaler Behandlung eine frühzeitige Gelenksschädigung (*Arthrose*) entstehen kann.

Weil es hohes technisches Können und intensives Training erfordert, wird das Eisklettern gerne als Königsdisziplin des Winterbergsteigens bezeichnet. Die Verletzungen sind infolge der großen Sturzhöhe meist schwer. Komplexe Brüche der Fußwurzel durch das Hängenbleiben mit den Steigeisen, sowie Fersenbeinbrüche und Wirbelsäulenverletzungen zählen dazu.

Als sicherste Variante des Wintersports ist Wandern mit und ohne Schneeschuhe zu sehen. Verletzungen sind selten und betreffen die untere Extremität. Zerrungen des Sprunggelenks oder Beinprellungen nach Stürzen kommen gelegentlich vor (Abb. 5.12).

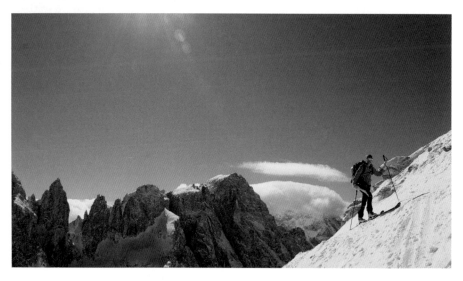

Abb. 5.12 Winterbergsteigen mit Tourenski

5.6.2 Sommersport

Im Sommer ist die Hauptdisziplin das Wandern, Unfälle durch Stolpern oder Stürzen zählen zu den häufigsten Einsatzursachen für die Bergrettung. Es überwiegen Verletzungen der unteren Extremität, neben Bandläsionen im oberen Sprunggelenk auch Knöchelbrüche. Nicht zu unterschätzen ist die höhere Fragilität des Knochens durch Osteoporose bei älteren Bergsportlern, Oberschenkelhalsbrüche nehmen auch in alpinem Gelände zu.

Klettern, mit seinen Unterdisziplinen Bouldern, Klettersteig, Alpinklettern und Canyoning, zeigt ähnlich dem Eisklettern eine hohe Prozentzahl schwerer Verletzungen. Der Sturz aus großer Höhe führt zu massiver Krafteinwirkung und Brüchen des Achsenskeletts. Die leichteren und auch häufigsten Verletzungen beim Sportklettern und Bouldern betreffen die oberen Extremitäten. Die Beugesehnen mit ihren Haltestrukturen, den Ringbändern, sind stark belastet. Dabei können Komplettrisse oder auch Mikroschäden auftreten, die bei Kletterern über Jahre zu den typisch verdickten Fingergelenken als Zeichen der Gelenksschädigung (*Arthrose*) führen. Ähnliche Verletzungen zeigen sich auch im Bereich der Handwurzel und am Ellbogengelenk. Überkopfbewegungen des Schultergelenks können eine Überlastung und Reizung der das Gelenk stabilisierenden *Rotatorenmanschette* und umliegenden Weichteilstrukturen auslösen. Dieses als *Impingement* bezeichnete Syndrom ist bei Kletterern häufig zu sehen. Daneben verursacht der Sturz ins Seil auch Band- und Knochenläsionen bis zur Verrenkung (*Luxation*) der Schulter.

Zunehmende Unfallzahlen durch Mountainbike-Stürze sind Zeichen des Booms dieser Sportart. Neben der Möglichkeit des Liftfahrens und Freeridens hat das E-Bike den Bewegungsradius in den Bergen deutlich erweitert und bringt weniger trainierten Personen die Möglichkeit, höher hinauszukommen. Bike Parks und Freeridestrecken sowie die technische Entwicklung der Bikes ermöglichen hohe Geschwindigkeiten in jedem Gelände, dementsprechend aber auch Hochrasanzverletzungen. Trotzdembleiben die häufigsten Verletzungen Prellungen und Hautwunden, hier besonders Schürfwunden. Beim Stürzen ist die obere Extremität vermehrt betroffen. Schlüsselbein- und Schulterbrüche entstehen bei direktem Anprall nach Sturz, während das Handgelenk beim Auffangen mit den Händen zu Schaden kommt. Dauerhafte Schäden oder strukturelle Veränderungen sind beim Radfahren selten. Kurzzeitig kann es zur Überlastung der Nackenregion oder Handgelenke kommen.

Zusammenfassend überwiegen die positiven Effekte auf unser Herz-Kreislauf-System durch die Bewegung im alpinen Gelände bei weitem gegenüber den degenerativen Veränderungen der Gelenke, die durch jahrelang intensiv ausgeübten Bergsport auftreten können (Abb. 5.13).

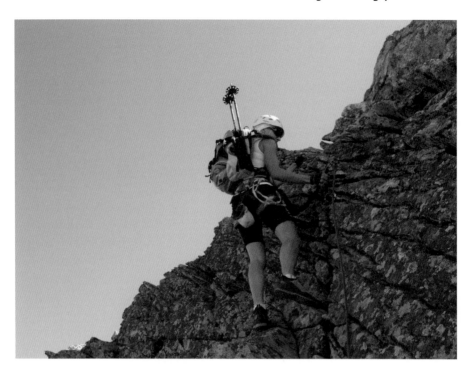

Abb. 5.13 Trendsport Klettersteig

Weiterführende Literatur

Engelhardt M (2016) Sportverletzungen Diagnose, Management und Begleitmaßnahmen, 3. Aufl. Urban und Fischer Verlag/Elsevier, Wien. ISBN-10: 3437240927

Hübner C, Bogner R, Resch H (2011) Wintersportverletzungen. Sportmed Präventivmed 41:6

Österreichisches Kuratorium für alpine Sicherheit, Jahrbücher Analyse Berg Sommer und Winter, Salzburg

Seil R (2019) Primärprävention von Sportverletzungen, 1. Aufl. Vopelius, Jena. ISBN-10: 394730322X

Widhalm H (2017) Kreuzbandriss state of the art. Österreichische Ärztezeitung, Wien, S 22 [Ausgabe vom 25.09.2017]

6

Erkrankungen beim Bergsteigen

Roland Rauter und Joachim Schiefer

R. Rauter (✉)
Ordination für Allgemeinmedizin u. Innere Medizin, Paternion, Österreich

J. Schiefer
Abt. für Unfallchirurgie und Orthopädie, Krankenhaus Spittal/Drau, Spittal/Drau, Österreich

© Springer-Verlag GmbH Deutschland, ein Teil von Springer Nature 2022
T. Huber et al., *Erste Hilfe in den Bergen*, https://doi.org/10.1007/978-3-662-65054-7_6

„Ein Gipfel gehört dir erst, wenn du wieder unten bist – denn vorher gehörst du ihm. "
Hans Kammerlander, Südtiroler Alpinist

Internistische Erkrankungen und hier vor allem Erkrankungen des Herz-Kreislauf-Systems, treten im Bergsport häufig auf. Meist auf Basis einer Vorerkrankung, oftmals aber auch beim Gesunden, treten diese im Zusammenhang mit sportlichen Aktivitäten, aber auch unabhängig davon auf.

Bei vorbestehenden Erkrankungen ist eine ärztliche, im Bedarfsfall alpinmedizinische Beratung einzuholen. Im Rahmen dieser werden auch etwaig notwendige Voruntersuchungen veranlasst. Die alpinistische Betätigung sollte sich an den daraus resultierenden ärztlichen Empfehlungen orientieren und sich nicht zuletzt nach der aktuellen gesundheitlichen Verfassung richten.

Letztendlich bleibt aber immer ein individuelles Restrisiko bestehen, trotz angepassten Verhaltens während einer Bergtour eine akute Erkrankung zu erleiden. Im Folgenden werden die häufigsten Krankheitsbilder nach Symptomen vorgestellt und die notwendigen Erstmaßnahmen beschrieben.

6.1   Brustschmerz

Das klinische Symptom Brustschmerz kann Ausdruck einer Erkrankung des Herzes, der Lunge, der großen Gefäße oder von Muskeln, Bandapparat und Knochen sein.

Eine häufige Erkrankung ist der **Herzinfarkt**, welcher natürlich auch bei einer bergsportlichen Tätigkeit plötzlich und unerwartet auftreten kann. Es kommt dabei zu einem Verschluss eines Herzkranzgefäßes mit nachfolgender Pumpschwäche des Herzens oder auftretenden Herzrhythmusstörung mit zu schnellem oder sehr langsamem Puls.

Tritt bei der körperlichen Belastung (z. B. beim Aufstieg) ein Schmerz-, Druck- oder Engegefühl im Brustkorbbereich, Atemnot, Übelkeit oder Kaltschweißigkeit auf. Damit verbunden ist ein auffälliger Leistungseinbruch mit Angstgefühl. Der Sportler muss seine sportliche Betätigung abbrechen und sitzt oft mit den angeführten Beschwerden am Wegrand. Es kann aber auch zu einem plötzlichen und unerwarteten Zusammenbruch (Kollaps) ohne wesentliche Vorzeichen kommen.

Oft haben diese Personen bereits bekannte Erkrankungen des Herzens und nehmen spezielle Medikamente ein, sodass Ersthelfer über gezielte Fragestellungen bereits Hinweise zur Ursache des Akutereignisses bekommen, z. B. ob schon einmal ein Herzinfarkt aufgetreten ist oder herzstärkende Medikamente eingenommen werden müssen.

Der Verschluss eines Lungengefäßes führt zu einem **Lungeninfarkt** und kann ebenfalls langsam beginnen oder plötzlich mit einem Kollaps auftreten.

Gleiches gilt für **Erkrankungen des Bewegungsapparats**, wie zum Beispiel Verspannungen in den Muskeln im Rippenbereich oder Bandscheibenvorfälle in der Brustwirbelsäule.

Weiters können akute Infektionen im Bereich der Atemwege (Bronchitis, Lungenentzündung) zu Schmerzen im Brustkorb führen.

Die Symptomatik ist bei allen Erkrankungen sehr ähnlich, wie bereits beim Herzinfarkt beschrieben. Der typische Verlauf ist häufig so, dass beim Aufstieg allmählich Schmerzen oder ein Engegefühl im Brustbereich beginnen. Diese Beschwerden können wieder verschwinden und danach wieder neu auftreten. Begleitend können Atemnot, Übelkeit, starkes Schwitzen, Verlagerung der Beschwerden in Arme, Oberbauch oder Rücken und eine blasse Gesichtsfarbe auftreten.

Die Symptome können in der Intensität von sehr mild bis zum Vollbild aller beschriebenen Symptome auftreten.

Blutdruck und Puls können dabei sehr hoch, aber auch sehr niedrig sein. Die körperliche Leistungsfähigkeit nimmt in Folge ab und der Patient muss schließlich den Aufstieg abbrechen.

Die Unterscheidung der einzelnen Krankheitsbilder mit dem klinischen Symptom Brustschmerz gelingt meist nur mit medizinischen Diagnosegeräten und kann durch den Ersthelfer nicht durchgeführt werden.

Eine wesentliche Orientierung kann jedoch das gezielte Befragen nach etwaigen Vorerkrankungen oder der Einnahme von Dauermedikamenten geben.

Maßnahmen

- Ruhe bewahren und den Patienten beruhigen
- Beengende Kleidungsstücke (z. B. Klettergurt) öffnen, Frischluftzufuhr, Lagerung mit erhöhtem Oberkörper (sodass es für Patienten angenehm ist)
- Vorerkrankungen oder Medikamente erfragen
- Überwachung der Lebensfunktionen (Abschn. 2.2)
- Notruf absetzen

Wichtig

Die Lage korrekt einzuschätzen, ist in solchen Situationen natürlich sehr schwer, da die Patienten oft keinen „übertriebenen Aufwand" um sich haben wollen und die Situation für sich selbst kaum einschätzen können.

Grundsätzlich gilt aber immer, vom Schlimmsten auszugehen und lieber einmal zu oft alle Maßnahmen zu setzen als einmal zu wenig!

Eine besondere Situation ist der plötzliche Zusammenbruch (Kollaps), welcher weiter unten im Kapitel beschrieben wird.

Eine mögliche Ursache kann dabei ein Kammerflimmern sein. Dabei kommt es zu einem unkoordinierten Herzrasen mit einer Herzfrequenz von mehr als 300 Schlägen pro Minute. Folge davon ist ein völliges Zusammenbrechen des Kreislaufs, der Patient kollabiert. Der Ersthelfer kann keine normale Atmung feststellen – es handelt sich um einen Atem-Kreislauf-Stillstand.

Neben der sofort zu beginnenden Herzmassage und Beatmung im Verhältnis 30:2 ist es notwendig, diese unkoordinierte Herzaktion mittels eines Stromstoßes (= Defibrillation) wieder in einen koordinierten Rhythmus zu überführen. Solche **Automatisierten Externen Defibrillatoren (AED)** sollten in Berghütten, Liftstationen etc. vorgehalten werden, damit es möglich ist, dass sie auch von Ersthelfern innerhalb weniger Minuten lebensrettend angewendet werden.

6.2   Atemnot

Atemnot ist ein klinisches Symptom, welches nach einem Unfall oder im Sinne einer akuten Erkrankung, auftreten kann.

Die Ursache kann im Verlauf des gesamten Atemweges (Mund, Rachen, Luftröhre, Bronchien) die Brustwand mit Rippen (Brustwand, Rippen gehören nicht zum Atemweg, daher extra angeführt) bzw. in dem für die Funktion der Atmung wichtigen Gasaustauschbereiches der Lunge (Lungenbläschen mit Sauerstoffaufnahme ins Blut und Kohlendioxidabgabe aus dem Blut) liegen.

Die Atemnot bei einem Unfall wird im Abschn. 5.3 behandelt.

An Erkrankungen unterscheiden wir in der momentanen Situation neu aufgetretene Erkrankungen (akute Infektion, akute Herzschwäche, Verschlucken, Abschn. 6.1) und bereits vorbestehende Erkrankungen, wie z. B. chronische Bronchitis, Herzschwäche, Lungenentzündung und grippale Infekte, welche sich durch die Belastung beim Wandern, Bergsteigen, Klettern, Skitourengehen oder die Höhe selbst ganz plötzlich verschlechtern.

Mit Atemnot, die auch oft als ein „Engegefühl in Hals oder Brustkorb" beschrieben wird, einher gehen oftmals ein Leistungsknick, eine Unruhe, Veränderungen der Atemgeräusche (Quietschen, Pfeifen, Rasseln, Röcheln), eine Blauverfärbung der Lippen oder Gesichtsblässe. Auffällig ist auch die Körperhaltung des Patienten: Er positioniert sich mit erhöhtem Oberkörper und auf die Arme abgestützt (Abb. 6.1).

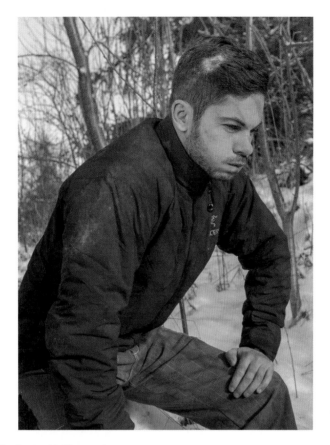

Abb. 6.1 Patient mit Atemnot

Maßnahmen

- Atemnot ist in der Regel mit sehr viel Angst verbunden – aus diesem Grund ist es wichtig, Ruhe zu bewahren sowie den Patienten zu beruhigen
- Beengende Kleidungsstücke öffnen (z. B. Klettergurt), Frischluftzufuhr
- Lagerung mit erhöhtem Oberkörper
- Zu tiefen, ruhigen Atemzügen anleiten
- Überwachung der Vitalfunktionen (Querverweis eigenes Kapitel oder Ausführung)
- Notruf absetzen

6.3   Bewusstseinsveränderungen

Bewusstseinsveränderungen können sehr viele Ursachen haben und von einfachen Kreislaufreaktionen bis hin zu lebensbedrohenden Situationen alle Schweregrade durchlaufen.

Die Bewusstseinsveränderungen können nur kurz andauern oder anhaltend sein. Sie können sich als Wesensveränderungen oder Bewusstseinsverlust äußern:

- Veränderung der Bewusstseinslage, aber Patient bleibt ansprechbar (zeitlich, örtlich oder zur Person desorientiert, verwirrt)
- Bewusstseinsverlust (klassischer „Kollaps" mit erhaltenen Reflexen und Muskelspannung)
- Synkope (keine Reaktion auf Ansprache bzw. Schmerzreiz und komplettes Erschlaffen)

Mögliche Ursachen von Bewusstseinsveränderungen können Gewalteinwirkung auf den Kopf und das Gehirn (Gehirnerschütterung, Schädel-Hirn-Trauma, Abschn. 5.1) oder Ausdruck von Schockgeschehen und Sauerstoffmangel sein, Herz-, Kreislauf- oder Lungenerkrankungen Abschn. 6.1 und 6.2 als Ursache haben oder Folge von Stoffwechselentgleisungen (Zuckerkrankheit), Vergiftungen oder Infektionen sein. Darüber hinaus kommen Durchblutungsstörungen des Gehirns (Schlaganfall), Krampfanfälle (Epilepsie), Hitze (Sonnenstich Abschn. 8.2) oder psychische Ausnahmezustände als Ursachen in Frage:

Durch kurzfristigen Volumenmangel etwa, bei Überanstrengung oder zu geringer Trinkmenge, kommt es zu einer vorübergehenden Sauerstoffunterversorgung und dadurch zu einer Bewusstseinsveränderung mit erhaltenen Reflexen. Der Patient ist durch den Kollaps selbst und damit verbesserter Volumenverteilung in Flachlagerung meist relativ rasch wieder ansprechbar und orientiert.

Bei zugrundeliegender **Epilepsie** hat der Patient bereits ein bekanntes Krampfleiden und nimmt diesbezügliche oftmals Medikamente. Charakterisiert wird dieses Ereignis durch Zuckungen oder Krämpfe einzelner oder aller Extremitäten, Zungenbiss und spontanem Harnabgang.

Die Krämpfe hören meist (aber eben nicht immer) nach Minuten auf, und der Patient wacht daraufhin erst verzögert auf

Bei Unterzuckerung hat der Patient meist eine bereits bekannte **Zuckerkrankheit** (*Diabetes mellitus*) mit regelmäßiger Medikamenteneinnahme.

Durch Überanstrengung oder fehlerhafte Medikamenteneinnahme kommt es sehr rasch zu einer Unterzuckerung, welche zu einer Bewusstseinsveränderung, gelegentlich sogar zu Krampfanfällen führen kann.

Bei einem **Schlaganfall** kommt es entweder zu einer Blutung oder zu einer Gefäßverstopfung im Gehirn. Es besteht Lebensgefahr und große Gefahr, Einschränkungen der Lebensqualität durch Dauerschäden zu erleiden. Der Beginn kann ebenfalls eine Bewusstseinsveränderung sein, häufige Symptome sind Sehstörungen, Sprach- und Sprachverständnisstörungen, Lähmungen und Taubheitsgefühl, Schwindel mit Gangunsicherheit und starke Kopfschmerzen, es kann aber auch zu einer tiefen Bewusstlosigkeit ohne jegliche Reflexe oder zu Krampfanfällen kommen. Die Gefahren für den Patienten liegen dabei in der zugrundeliegenden Erkrankung, dem begleitenden Sturz und den möglicherweise fehlenden Schutzreflexen mit Verlegung der Atemwege.

Für den Ersthelfer ist es wichtig, diese Notsituation rasch zu erkennen und mittels Notrufs die Rettungskette rasch in Gang zu setzen, der **FAST-Test** dient dabei zum schnellen Erkennen eines Schlaganfalls und ist zur Abgrenzung zu anderen Bewusstseinsbeeinträchtigungen hilfreich:

> **Wichtig**
>
> FAST-Test:
>   Face – hängender Mundwinkel?
>   Arms – können beide Arme gleich gehoben werden?
>   Speech – Sprachschwierigkeiten, verwaschene Sprache?
>   Time – Notruf absetzen, wenn eines der obigen Kriterien erfüllt ist!

Ist der FAST-Test unauffällig, ist eine Ursachenfindung vor Ort für den medizinischen Laien meist nicht möglich, jede Bewusstseinsveränderung und Bewusstlosigkeit stellt jedoch einen bedrohlichen Notfall dar! Eine Befragung des Patienten oder der Begleiter (wie hat es begonnen, ist das das erste Mal oder ein bekanntes Problem?) kann jedoch für eine spätere Diagnosestellung hilfreich sein.

Maßnahmen

- Mögliche Gefahrensituation erkennen (z. B. bewusstlose Person in Zelt oder Hütte – Kohlenmonoxid, Absturzgefahr etc.)
- Beurteilung nach crABCDE-Schema
- Begleitverletzungen?

- Wärmeerhalt
- Überwachen der Lebensfunktionen
- Notruf absetzen

6.4   Allergie

Eine Allergie ist eine übersteigerte Reaktion des Immunsystems gegen geringste Mengen eines Fremdstoffes (*Antigen*), gegen den nach einem früheren Kontakt Antikörper gebildet wurden. Eine allergische Reaktion kommt also ab dem zweiten Kontakt mit diesem Stoff, gegen den üblicherweise keine Abwehrreaktion entsteht, vor. Mögliche Auslöser können viele Substanzen sein, wie z. B. Medikamente, Chemikalien, Nahrungsstoffe (Äpfel, Nüsse etc.) und Tierbisse bzw. -stiche (Wespe, Biene, Schlange).

Allergische Reaktionen können auch bei Bergtouren passieren, wenn man z. B. bei einer Wanderung auf ein Erdwespenloch steigt und von den Insekten gestochen wird.

Die allergische Reaktion kann innerhalb weniger Minuten beginnen und von einfachen Symptomen wie Übelkeit, Erbrechen, Rötung, Ödemen (kleine Blasenbildungen bis zu Schwellungen im ganzen Gesicht bzw. Extremitäten), Hitzegefühl, Kribbeln an den Extremitäten, Gesicht oder Körperstamm bis hin zu Atemnot, Kreislaufversagen (*anaphylaktischer Schock*) und schließlich Tod führen.

Maßnahmen

- Ruhe bewahren und den Patienten beruhigen
- Lokale Kühlung der Stich-/Bissstelle
- Überwachung der Vitalfunktionen (nach crABCDE-Schema)
- Notruf absetzen
- Personen nach stattgehabten allergischen Reaktionen können einen sogenannten Notfall-Pen mit sich führen (spezielle Medikamente inkl. „Allergiespritze"), welche sie sich selbst verabreichen können (Abb. 6.2).

> Vom Erkrankten mitgeführte Medikamente werden nicht durch den Ersthelfer verabreicht! Vom Ersthelfer kann jedoch eine Hilfestellung (Suchen im Rucksack, Öffnen, Vorbereiten etc.) dabei geleistet werden.

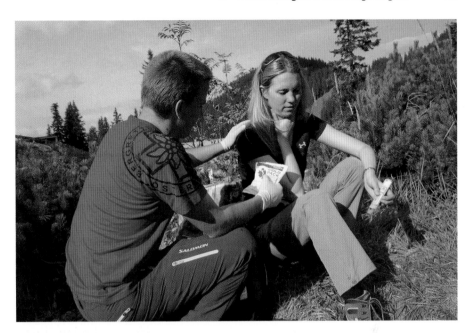

Abb. 6.2   Allergische Reaktion mit Atemnot

6.5   Bauchschmerz

Akute Erkrankungen der inneren Organe mit dem Leitsymptom Bauch-schmerz sind im Bergsport seltene Ereignisse. Dennoch gilt es, das Bewusst-sein zu schärfen, dass es sich hierbei auch mitunter um schwere, im Einzelfall lebensbedrohliche Erkrankungen handeln kann.

Eine schwere Erkrankung im Bauchraum wird unter dem Übergriff „**aku-tes Abdomen**" subsummiert. Sie äußert sich in heftigen Bauchschmerzen und einer gespannten, harten, gelegentlich auch geblähten Bauchdecke. Bei der Untersuchung kann die Lokalisation der Schmerzen oft, aber nicht immer, Hinweise auf typische Krankheitsbilder liefern. Appetitlosigkeit, Übelkeit, Erbrechen, Fieber oder körperliche Schwäche sind weitere Anzeichen für di-verse Krankheitsbilder der Bauchorgane: Gallen- oder Nierenkolik, Blinddarmentzündung, Darmverschluss, Entzündungen von Magen, Zwölf-fingerdarm oder Bauchspeicheldrüse, ja auch gynäkologische Probleme kön-nen oft typische Beschwerden verursachen, die jedoch einer weiteren Ab-klärung im Krankenhaus bedürfen. Eine genaue Diagnose lässt sich vor Ort nicht stellen.

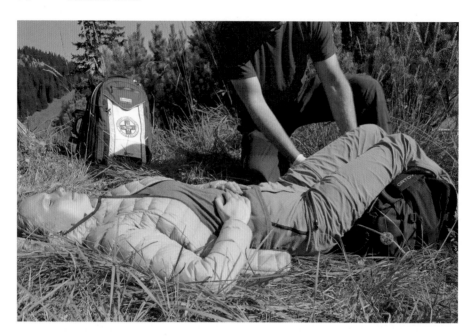

Abb. 6.3 Lagerung bei Bauchschmerzen

Bauchschmerzen nach Unfällen mit Gewalteinwirkung auf den Bauch werden im Abschn. 5.3 beschrieben, die Maßnahmen unterscheiden sich jedoch nicht wesentlich.

Maßnahmen

- Lagerung mit angewinkelten Beinen (Rucksack als Knierolle)
- Vor weiterer Auskühlung schützen
- Überwachung der Lebensfunktionen
- Notruf absetzen (Abb. 6.3)

6.6   Prävention, Training, Ernährung und Regeneration

Einen großen Einfluss auf das Risiko, in den Bergen akut zu erkranken, hat natürlich der eigene Gesundheitszustand. Rauchen und Begleiterkrankungen wie erhöhte Cholesterin- und Blutfettwerte, hoher Blutdruck, Übergewicht oder Zuckerkrankheit können einerseits akute Erkrankungen begünstigen, gleichzeitig hat schon eine moderate regelmäßige (Berg-)sportliche Betätigung einen günstigen Einfluss auf eben diese Krankheiten. Man kann also selbst maßgeblichen positiven Einfluss auf seine Gesundheit nehmen oder auch eine familiäre Neigung zu diesen Krankheiten abschwächen, indem man in die Berge geht.

6.6.1 Prävention

Eine große Bedeutung für das Vermeiden von Herz-Kreislauf-Problemen hat das korrekte Trainings- und Belastungsverhalten des Bergsportlers, sowohl in der Vorbereitungszeit als auch während der eigentlichen Bergsporttätigkeit selbst.

Für einen guten Fitnesszustand werden regelmäßige Ausdauerbelastungen das ganze Jahr hindurch von zumindest drei Stunden pro Woche empfohlen. Wichtig dabei ist, dass die Trainingseinheiten *aerob* durchgeführt werden, d. h. dass die Trainingsintensität so gewählt wird, dass die Energiegewinnung mit (wird ja nicht durch Sauerstoff direkt gewonnen) Blut-Sauerstoff erfolgt, also die Belastung nicht zu hoch gewählt wird. Gemessen werden kann das über die eigene Pulsfrequenz, welche bei der aeroben Trainings- bzw. Belastungsintensität bei 70–80 % der individuellen Maximalleistung liegen sollte. Grob abschätzen kann man einen geeigneten Trainingsbereich auch dadurch, dass man während einer sportlichen Aktivität noch sprechen kann, also dabei nicht zu sehr außer Atem gerät.

Bei der *anaeroben* Energiegewinnung hingegen, wenn die Trainingsintensität zu hoch ist, wird im Muskel Milchsäure (*Laktat*) gebildet, dadurch kommt es zu einer „Übersäuerung" der Muskulatur und damit zu einer rascheren Ermüdung sowie zu einem deutlichen Leistungsabfall.

Diese anaeroben Stoffwechselvorgänge wirken sich bei Personen mit bereits bestehenden Vorerkrankungen, wie etwa Bluthochdruck, Herzerkrankungen oder chronischer Bronchitis, noch wesentlich gravierender aus und können diese bestehenden Erkrankungen sogar verschlechtern bzw. zu akuten Symptomen führen.

Ein guter Trainingszustand hilft hingegen, mit kurzfristigen hohen Belastungen, wie sie bei vielen alpinen Sportarten vorkommen, besser umgehen zu können. Solche kurzfristigen Belastungen treten v. a. beim Skifahren, Langlaufen, aber auch beim normalen Wandern auf. Dies ist ein wesentlicher Faktor zur Vermeidung akuter internistischer Erkrankungen beim Bergsport.

6.6.2 Training und Leistung

Dass Bewegung in den Bergen zu positiven Effekten auf Psyche und Körper führt, ist in zahlreichen Studien vor allem für das Wandern nachgewiesen. Regelmäßiges Training trägt dazu bei, die Berge gesund und sicher zu erleben.

Je besser die körperliche Leistungsfähigkeit, desto größer ist der mögliche Bewegungsradius, umso länger das Bergerlebnis und die Reserven in einer Notsituation.

Das Ausmaß des Trainings ist individuell, es hängt von den Zielvorstellungen und körperlichen Voraussetzungen ab, aber als Mindestanforderung sind drei Stunden wöchentliches Training sinnvoll.

Anfänger, ganz gleich ob ihr Ziel ein Wettkampf, ein Trekking in großen Höhen oder eine Expedition ist, sollten sich zur Vorbereitung sportmedizinisch untersuchen und beraten lassen. In der Praxis sind folgende Faktoren wichtig: Das Training sollte immer alle fünf Grundeigenschaften der Bewegung umfassen, dabei ist auf den Wechsel von Ausdauer, Kraft, Koordination, Beweglichkeit und Schnelligkeit Augenmerk zu legen. Unausgewogenes Training, von beispielsweise nur Ausdauer, führt unweigerlich zur Vernachlässigung von Kraft und Koordination und erhöht damit die Verletzungsanfälligkeit.

Das betrifft auch technische Defizite. Eine sicher beherrschte Technik ist für die meisten Disziplinen des Bergsports nötig. Zum Erlernen der komplexen Bewegungsabläufe beim Klettern oder Skifahren sind am besten professionelle Kurse mit Bergführern oder Skilehrern geeignet.

Trainingsziele sollten realistische Ziele sein, Überforderung demotiviert. Das gilt auch und besonders bei Unternehmungen in der Gruppe oder mit Kindern. Das Tempo ist immer den Schwächsten anzupassen.

6.6.3 Ernährung

Die Aufnahme von Energie in Form von Nahrung und Flüssigkeit ist bei jeder körperlichen Betätigung wichtig. Auf Bergtouren sollte nach einer halben Stunde begonnen werden, in regelmäßigen Intervallen kleine Mengen Tee, isotonische Getränke oder mit Wasser verdünnten Fruchtsaft zu trinken. Frühestens nach einer Stunde muss feste Nahrung in Form von Obst oder Energieriegel als rasch verfügbare kohlehydratreiche Energie zugeführt werden.

Wenn wie bei Wettkämpfen sehr schnell Energie und Elektrolyte zugeführt werden sollen, sind Gele in Kombination mit Flüssigkeit die beste Wahl.

Besonders bei langen Bergtouren ist die regelmäßige Zufuhr von Nahrung, Flüssigkeit und Elektrolyten wichtig, um Krämpfen und Erschöpfung vorzubeugen.

6.6.4 Regeneration

Nach dem Trainieren ist auf ausreichende Regeneration zu achten, denn in der Erholungsphase laufen sämtliche leistungssteigernden Stoffwechselvorgänge ab. Der Körper baut Reserven auf und benötigt dazu hochwertige Nährstoffe, deshalb ist die richtige Ernährung nicht nur während der körperlichen Betätigung, sondern besonders auch in den Regenerationsphasen wichtig:

Kohlehydrate dienen den Muskel- und Leberzellen als rasche Quelle zum Wiederauffüllen der Energiespeicher, Eiweiße werden als Baustoff für während der Belastung verbrauchte Zellstrukturen benötigt und Fette sind Energieträger nach Ausdauerbelastung.

Daneben sind Flüssigkeitszufuhr und ein ausgewogener Mix an Vitaminen, Spurenelementen und Elektrolyten nötig.

Ausreichender Schlaf, Sauna, Massagen und Verzicht auf Alkohol beschleunigen die Regeneration. Ein erholter Körper ist leistungsbereiter, zu größerer Ausdauer und mehr Genuss fähig.

Tab. 6.1 gibt einen Überblick über ausgewogene Ernährungsmöglichkeiten für den Bergsport:

Tab. 6.1 Hochwertige Ernährung für den Bergsport

Kohlehydrate als Speicher (*Glykogen*)	Roggenbrot, Vollkornnudeln, Kartoffeln mit Schale, Reis, Mais
Kohlehydrate in rasch verfügbarer Form (*Zucker*)	Obst, Fruchtsäfte und Müsli
Fette	Bevorzugt mehrfach ungesättigte pflanzliche Öle: Olivenöl, Leinöl, Distelöl, Rapsöl, am besten in Verbindung mit Salat; diese Öle sollten nicht erhitzt werden. Zum Erhitzen und Braten Kokosöl Nüsse Fisch
Eiweiß	Vorwiegend aus pflanzlichen Quellen: Hülsenfrüchte, Hanf, Quinoa, Tofu. Käse, Topfen, Joghurt und Eier als tierische Quellen, dazu wenig hochwertiges fettarmes Fleisch 1x pro Woche
Vitamine, Spurenelemente und Elektrolyte	Sind in den oben genannten Nahrungsmitteln vorhanden und brauchen nicht zusätzlich ergänzt zu werden

Weiterführende Literatur

Haber P (2018) Leitfaden zur medizinischen Trainingsberatung, 4. Aufl. Springer, ISBN-10: 3662543206

König D, Braun H, Carlsohn A et al Carbohydrates in sports nutrition. Position of the working group sports nutrition of the German Nutrition Society (DGE). Ernahrungs Umschau 66(11):228–235

Kraemer W, Zatsiorsky V (2016) Krafttraining Praxis und Wissenschaft, 4. Aufl. Meyer und Meyer, ISBN-10: 3898999459

Raschka C, Ruf S (2015) Sport und Ernährung, Wissenschaftlich basierte Empfehllungen, Tipps und Ernährungspläne für die Praxis, 2. Aufl. Thieme,

Taschner C, Lembert S, Platzer HP et al (2008) S3 Check Evaluierung und Normwerteerhebung eines Tests zur Erfassung der Gleichgewichtsfähigkeit und Körperstabilität. Sportverletzung Sportschaden 22(02):100–105

Tomasitz J, Haber P (2016) Leistungsphysiologie, 5. Aufl. Springer, ISBN-13: 9783662472590

7

Alpinmedizin

Tobias Huber und Roland Rauter

Ergänzende Information Die elektronische Version dieses Kapitels enthält Zusatzmaterial, auf das über folgenden Link zugegriffen werden kann [https://doi.org/10.1007/978-3-662-65054-7_7]. Die Videos lassen sich durch Anklicken des DOI Links in der Legende einer entsprechenden Abbildung abspielen, oder indem Sie diesen Link mit der SN More Media App scannen.

T. Huber
Salzkammergut Klinikum Vöcklabruck, Institut für Anästhesie u. Intensivmedizin,
Vöcklabruck, Österreich
e-mail: tobias.huber@bergrettung.at

R. Rauter (✉)
Ordination für Allgemeinmedizin u. Innere Medizin, Paternion, Österreich

„Umzukehren und abzusteigen ist eine der schwierigsten Entscheidungen in den Bergen. Vielleicht die schwierigste überhaupt. Ich habe lange gebraucht, bis ich das gelernt habe."

Hans Kammerlander, Südtiroler Alpinist

In diesem Kapitel werden Notfälle beschrieben, die ursächlich von den Urgewalten in den Bergen ausgehen: Schnee, Kälte und die Notwendigkeit, sich zum Schutz vor Absturz am Seil zu bewegen, sind die Auslöser für die typischen alpinmedizinischen Notfälle, die im Folgenden behandelt werden. Mehr als andere Notfälle sind sie mit dem Berg und seinen ureigensten Eigenschaften verbunden: Wie keine anderen sind die Notfälle, die in diesem Kapitel beschrieben werden, so sehr abhängig von der richtigen Einschätzung der Umgebung und deren Auswirkungen auf den Ausgang der geplanten Unternehmung.

7.1 Lawinenunfall

Eine Lawinenverschüttung stellt eine komplexe Notfallsituation dar, bei keinem anderen alpinen Notfall ist der Zeitfaktor so entscheidend für das Überleben. Der emotionale Stress, unter Zeitdruck eine unübersichtliche Situation mit erheblicher Eigengefährdung und hoher Verantwortung zu lösen, ist enorm hoch. Aus diesem Grund eingangs einige theoretische Grundlagen zum Lawinenunfall, welche aber keineswegs einen Lawinenkurs bzw. eine Skitouren-Ausbildung durch einen alpinen Verein ersetzen können. Der sichere Umgang mit **Lawinenverschüttetensuchgeräten (LVS)**, Erfahrung beim **Sondieren** und eine richtige **Schaufelstrategie** können neben der Ersten Hilfe entscheidend für das Überleben sein (Abb. 7.1).

7.1.1 Grundlagen

Eine Lawinenverschüttung ist einer der gefährlichsten alpinen Unfälle. Die Sterberate liegt insgesamt bei ca. 25 %, bei einer Ganzverschüttung sogar bei 50 %.

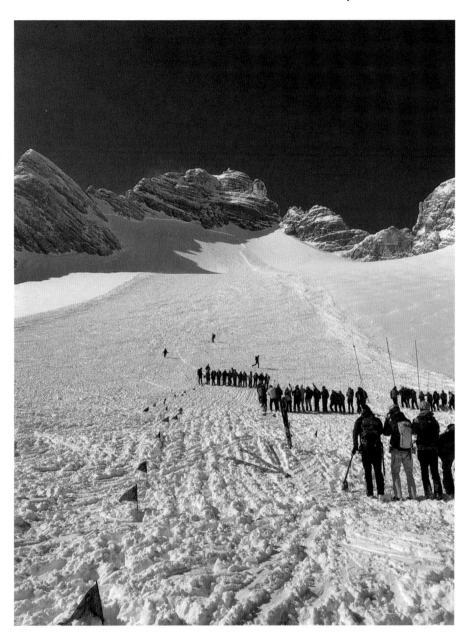

Abb. 7.1 Sondierketten nach Lawinenabgang

Bei Lawinenunfällen sterben pro Jahr ca. 50 Personen in Nordamerika, von den etwa 100 jährlichen Lawinentoten in Europa entfallen auf Österreich und die Schweiz je ca. 20 Personen. Die meisten Verschütteten sind Skifahrer und Snowboarder, in Nordamerika häufig auch Skidoo-Fahrer.

Das Überleben in der Lawine ist von mehreren Faktoren abhängig:

- Verletzungen bis zum Stillstand der Lawine – ca. 10 % der Verschütteten sterben innerhalb der ersten 10–15 Minuten an mechanischen Verletzungen.
- **Verschüttungstiefe** – 50 % der Opfer sind ganzverschüttet und die Chance auf Überleben sinkt mit der Tiefe der Verschüttung.
- **Verschüttungsdauer** – vor allem in den ersten 60 Minuten nach Verschüttung ist die Schnelligkeit der Ortung und Rettung für das Überleben entscheidend.
- Vorhandensein einer Atemhöhle – drei Viertel der Verschütteten sterben innerhalb der ersten Stunde am Erstickungstod. Ein Überleben über diesen Zeitraum hinaus ist nur bei Vorhandensein freier Atemwege (= **Atemhöhle**) möglich.

7.1.2 Prävention

Um bei einem Lawinenunfall alle Chancen einer raschen Rettung nützen zu können, muss die komplette Lawinenausrüstung bei jedem Teilnehmer der Tourengruppe vorhanden sein und der Umgang mit diesen Geräten absolut beherrscht werden. Das erfordert einerseits eine gute Grundausbildung, aber auch ein regelmäßiges Auffrischungstraining.

Die Lawinenausrüstung besteht aus einem modernen 3-Antennen-Lawinenverschüttetensuchgerät (LVS), einer Lawinensonde und einer stabilen Schaufel.

Zusätzlich sind Erste-Hilfe-Ausrüstung, ein Mobiltelefon und ein Biwaksack Teil jeder Notfallausrüstung im Winter.

Um eine Ganzverschüttung möglichst zu vermeiden, hier gehört das markierte Thema aus der Kameradenrettung: Tourenplanung, Schnee- Wetterkunde, Hangbeurteilung, Steigspur etc angeführt wird der Gebrauch von Airbag-Systemen empfohlen. Diese können im Fall eines Lawinenabgangs aktiviert werden und die Ganzkörperverschüttung durch den großen Auftrieb des Airbags, welcher mit Pressluft oder elektrischer Luftdüse aufgeblasen wird, verhindern. Natürlich muss auch der richtige Umgang mit Lawinen-

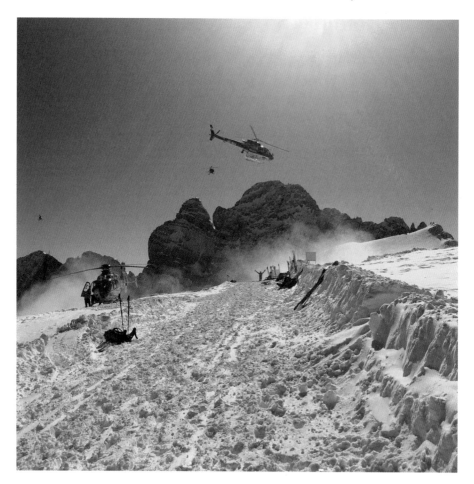

Abb. 7.2 Lawinenkegel

rucksäcken geübt werden, um diesen im Notfall zu beherrschen. Ein Air-bag-Rucksack sollte jedoch nicht zu erhöhter Risikobereitschaft führen. Damit wird der Sicherheitsgewinn wieder zunichte gemacht. Auch ein Airbag bietet keinen hundertprozentigen Schutz vor Ganzkörperverschüttung oder Verletzung (Abb. 7.2).

Gerät man in eine Lawine, wird das Lösen von der Skiausrüstung (Ski und Stöcke) empfohlen, um eine Ankerwirkung und damit Ganzkörperver-schüttung abzuwenden. Dies gelingt in der Notsituation jedoch meist nicht.

Nicht zuletzt bleibt deshalb die richtige Tourenauswahl in Hinblick auf die aktuell herrschende Lawinensituation der wichtigste Faktor, um die Chance auf eine Lawinenverschüttung minimal zu halten.

7.1.3 Überlebenskurve

Die langjährige Lawinenstatistik, nicht zuletzt durch die Arbeiten um Hermann Brugger aus Südtirol, zeigt, dass das Überleben in der Lawine maßgeblich vom Faktor Zeit abhängt. Diese sogenannte Überlebens- oder „Brugger"-Kurve gibt die Überlebenswahrscheinlichkeit bei Lawinenverschüttung in Abhängigkeit von der Verschüttungsdauer an und zeigt, dass das Überleben von mehreren Faktoren abhängt: vom Vorliegen schwerer Verletzungen, von einer Atemhöhle, die das Ersticken durch Sauerstoffmangel (*Hypoxie*) und Anreicherung von Kohlendioxid (CO_2) verhindert, und vom Wärmeverlust und dem damit drohenden Kreislaufversagen (Abb. 7.3):

1. **„Überlebensphase":** 15 Minuten nach Lawinenabgang leben nach einer Ganzverschüttung noch über 90 % der Opfer (ca. 10 % sterben sofort an tödlichen Verletzungen, weitere 15 % etwas später an Verletzungsfolgen).

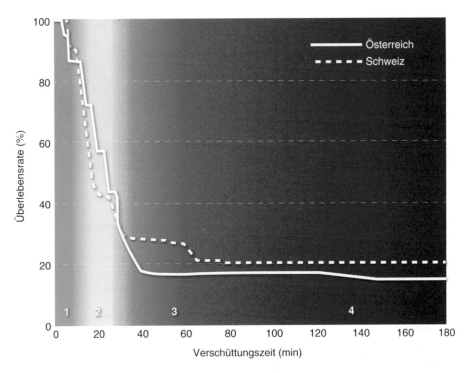

Abb. 7.3 Überleben in der Lawine

2. **„Erstickungsphase":** nach 15–35 Minuten kommt es in der Statistik durch Ersticken zu einem tödlichen Knick mit Absinken der Überlebenswahrscheinlichkeit auf unter 30 %. Dabei sterben alle Verschütteten ohne Atemhöhle an raschem Ersticken (Verlegung der Atemwege durch Lawinenschnee oder Erbrochenes sowie Kompression des Brustkorbes).

3. **„Latenzphase":** zwischen 35 und 90 Minuten besteht zunächst eine relativ geringe Sterblichkeit. Es überleben ca. ein Viertel aller Verschütteten, wenn sie eine geschlossene Atemhöhle haben.

4. **„Spätphase":** nach 90 Minuten erneutes Absinken der Überlebenswahrscheinlichkeit durch Sauerstoffmangel und Unterkühlung (= die restlichen 5 % der Todesursachen).

7.1.4 Kameradenrettung

Die rasche Kameradenrettung bietet die größte Chance für ein Überleben nach einer Ganzkörperverschüttung. Eine Lawinenverschüttung jedoch mitzuerleben, ist eine emotionale Stresssituation, die Bewältigung dieses komplexen Notfalls erfordert einiges an Wissen und Übung, um in kurzer Zeit die richtigen Schritte zu setzen, Entscheidungen zu fällen und die Eigengefährdung abschätzen zu können. Die dafür notwendigen Fertigkeiten werden in den Skitouren- oder Winterkursen der alpine Vereine vermittelt. Sie umfassen die Grundlagen der Schnee- und Wetterkunde inkl. Hangbeurteilung und Anlage einer Steigspur, den Umgang mit LVS und Sonde bzw. Schaufelstrategien. Auf diese wichtigen technischen Fertigkeiten kann auf Grund ihres Umfangs hier jedoch nicht näher eingegangen werden, wir richten unseren Blick auf die medizinische Hilfeleistung.

Wichtig bleibt trotz allem immer der Selbstschutz. Die Gefahr von Nachlawinen erfordert, dass während Suche und Versorgung alle Helfer jederzeit ihre LVS wieder vom Suchmodus in den Sendemodus umschalten können.

Im Falle eines Lawinenabganges sind möglichst der Erfassungspunkt und der Verschwindepunkt zu beobachten.

Nach dem Stillstand der Lawine gilt es, sich einen Überblick über die Situation und die drohenden Gefahren zu machen. Die Gruppe ist zu organisieren, der Notruf abzusetzen und eine Suche einzuleiten. Der Lawinenkegel ist mittels Oberflächensuche nach Gegenständen oder aus den Schneemassen ragenden Körperteilen abzusuchen, danach beginnt die Suche mit LVS. Der Umgang mit dem LVS muss permanent geübt werden, da es in dieser extremen Sresssituation rasch und nahezu „blind" funktionieren muss (Achtung, elektrische Geräte wie beheizte Handschuhe können das Signal stören!). Nach der Ortung und anschließenden

Feinortung mit dem LVS Gerät, gilt es den Vermissten mit der Sonde zu markieren und anschließend mit der geeigneten Schaufelstrategie je nach Verschüttungsdauer rasch oder unter Beachtung der Atemhöhle freizuschaufeln.

7.1.5   Ersthelfer-Maßnahmen

Die Rettungsmaßnahmen nach einem Fund beginnen mit einem systematischen Ausgraben, die Erste-Hilfe-Maßnahmen gleichen denen bei allen anderen Notfallpatienten und beginnen mit der Abklärung, ob der Patient ansprechbar ist oder nicht:

Wenn der Patient ansprechbar ist siehe Kap. 5 und Abschn. 7.3, wenn der Patient nicht ansprechbar ist, erfolgt die Versorgung wie im Anschluss beschrieben, die *Maßnahmen* richten sich beim Lawinenunfall nach der Dauer der Verschüttung:

7.1.5.1   Verschüttungsdauer < 60 Minuten bzw. > 30° Körperkerntemperatur

In der Überlebenskurve beim Lawinenunfall zeigt sich, dass die ersten Minuten für das Überleben entscheidend sind. Dies kann nur durch Kameradenrettung gelingen, professionelle Hilfe ist in so kurzer Zeit zumeist nicht zu organisieren.

Es existieren verschiedene Versorgungsalgorithmen, die allesamt das Ziel haben, eine optimale Suchstrategie und Patientenversorgung sicherzustellen und in dieser Stresssituation sichere Anhaltspunkte für die Helfer zu bieten und ein bestmögliches Überleben für die Verschütteten zu gewährleisten. Ein modernes Konzept ist der MS.i AvaLife Lawinenalgorithmus, der vom MountainSafety.info-Projekt geschaffen wurde. Diesen wollen wir für das Vorgehen bei Lawinenunfällen empfehlen und hier vorstellen.

Bei einer Verschüttungsdauer unter 60 Minuten stehen das traumatische Verletzungsmuster bzw. die Gefahr des Erstickens (*Hypoxie*) durch Verlegung der Atemwege im Vordergrund. Das Hauptaugenmerk für die Rettung liegt daher in der raschest möglichen Ortung und Bergung des Verschütteten. In dieser Zeit erfolgt meist noch kein relevantes Auskühlen des Körpers.

Maßnahmen

- Schaufelstrategie: raschest mögliche Variante wählen
- wenn möglich zuerst Kopf und Brustkorb freilegen

- Beurteilung und Maßnahmen nach **MS.i AvaLife Versorgungsalgorithmus.** Dieser steht zusätzlich zu Abb. 7.4 auch noch im Anhang dieses Buches zum Heraustrennen zur Verfügung. Sie können ihn aber auch als on-line-Material unter folgender Adresse herunterladen und in beliebiger Größe ausdrucken: https://link.springer.com/book/10.1007/E-book-Isbn978-3-662-65054-7_7.
- Weitere Auskühlung des Patienten vermeiden (Kleidung, Biwaksack, Bodenisolation, Nässe- und Windschutz) (Abschn. 7.3)
- Permanente Überwachung nach einer Ganzverschüttung (Abb. 7.4).

Mehrfachverschüttung:
Wie im MS.i AvaLife Lawinenalgorithmus beschrieben, gelten im Rahmen einer Mehrfachverschüttung neben Änderungen in der Suchstrategie besondere Handlungsrichtlinien der Ersten Hilfe. Liegen bei der ersten Person, deren Oberkörper freilegt werden kann, Verletzungen vor, die mit dem Leben nicht vereinbar sind, so ist die Einleitung von Wiederbelebungsmaßnahmen zu Gunsten der Suche nach den weiteren verschütteten Personen zu verschieben.

Bei Vorliegen eines Atem-Kreislauf-Stillstands können auch vor Freilegen des Oberkörpers bereits 5 Beatmungen abgegeben werden, ebenso kann eine Herzdruckmassage begonnen werden, bevor der Kopf freigelegt wird, hier liegt die Besonderheit der Wiederbelebungsmaßnahmen nach Lawinenverschüttung gegenüber anderen Situationen.

> Jeder Ganzverschüttete muss zumindest 24 Stunden im Krankenhaus stationär beobachtet werden!

7.1.5.2 Verschüttungsdauer > 60 Minuten bzw. < 30° Körperkerntemperatur

Dauert die Suche nach Verschütteten in der Lawine an, so wird die Kameradenrettung mit zunehmender Dauer durch professionelle Rettungskräfte übernommen. Die Einsatzverantwortung liegt dann beim Einsatzleiter, der die weiteren Schritte einleitet und gegebenenfalls die Ersthelfer ersetzt (Abb. 7.5).

Beim Retten eines Verschütteten, der bereits > 60 Minuten in der Lawine begraben war, ist es überaus wichtig, auf das Vorhandensein einer Atemhöhle zu achten. Eine Atemhöhle ist jeder freie Raum vor Mund und Nase bei freien Atemwegen, der ein Atmen in der Lawine ermöglichen kann.

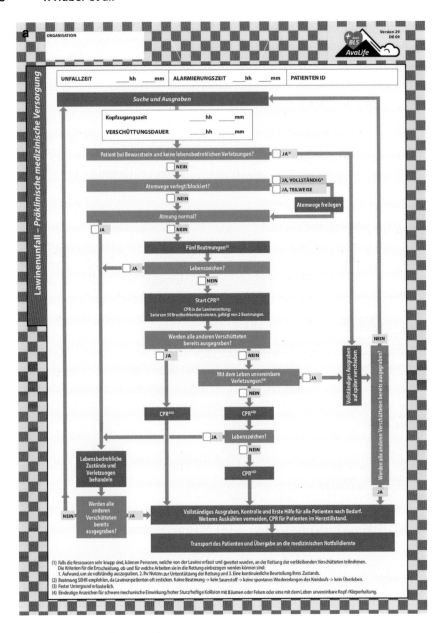

Abb. 7.4 MS.i AvaLife Algorithmus

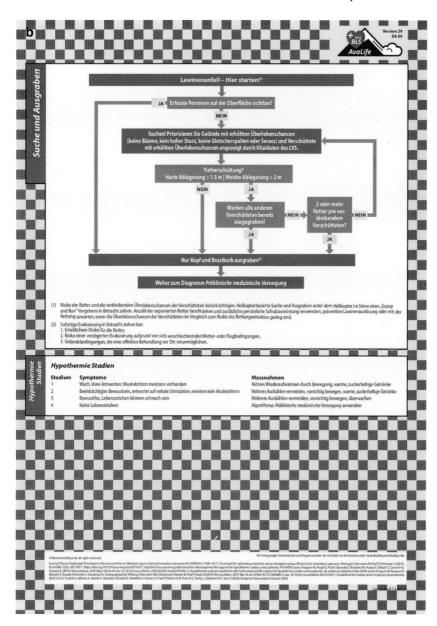

Abb. 7.4 MS.i AvaLife Algorithmus

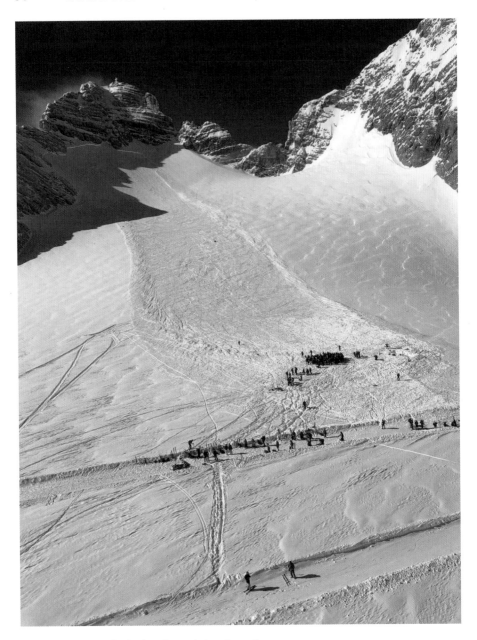

Abb. 7.5 Mannschaftsshuttle nach Lawinenabgang

Für die Praxis bedeutet dies, dass beim Freischaufeln unbedingt so zu schaufeln ist, dass eine Beurteilung der Atemhöhle möglich ist (von unten heran schaufeln).

Wenn im Rahmen der Bergung festgestellt wird, dass sicher keine Atemhöhle vorhanden ist, bedeutet dies, dass der Verschüttete seit dem Zeitpunkt des Stillstandes der Lawine auch nicht mehr geatmet hat.

Wenn eine Atemhöhle vorhanden ist, steht damit bei einer Verschüttungsdauer > 60 Minuten die allgemeine Unterkühlung (*Hypothermie*) im Vordergrund. Durchschnittlich sinkt die Körpertemperatur bei einer Lawinenverschüttung um 3–6° pro Stunde, dadurch kann von der Verschüttungsdauer auf eine ungefähre Körpertemperatur geschlossen werden. Messbar ist die Körperkerntemperatur nur mit speziellen Thermometern.

Die weitere Behandlung durch professionelle Helfer richtet sich somit nach dem Vorhandensein einer Atemhöhle und der Verschüttungsdauer. Aus diesem Grund sind diese beiden Informationen unbedingt immer weiterzugeben.

Die Unterkühlung schützt durch Reduktion des Stoffwechsels einerseits das Gehirn vor einem drohenden Sauerstoffmangel, andererseits jedoch birgt die Rettung die Gefahr, dass durch die Bewegung lebensbedrohliche Herzrhythmusstörungen ausgelöst werden (**Bergungstod**).

Maßnahmen

- Schaufelstrategie: vorsichtige Variante wählen: Beurteilung der Atemhöhle entscheidend für die Weiterbehandlung
- Beurteilung und Maßnahmen nach crABCDE Schema (Abschn. 2.2)
- Schonende Bergung
- Weitere Auskühlung des Patienten vermeiden (Kleidung, Biwaksack, Bodenisolation, Nässe- und Windschutz) (Abschn. 7.3)
- Permanente Überwachung nach einer Ganzverschüttung

> Die weitere Behandlung durch professionelle Helfer richtet sich somit nach dem Vorhandensein einer Atemhöhle und der Verschüttungsdauer, weshalb diese beiden Informationen unbedingt immer weiterzugeben sind!

7.1.6 Organisierte Rettung

Die organisierte Suche und Rettung hat naturgemäß eine längere Vorlaufzeit (Richtzeit 90 Minuten-- Richtzeit finde ich nicht korrekt- bei uns 30-60 min) und kann die Chancen einer Kameradenrettung nicht ersetzen.

Die Möglichkeiten der Bergrettung mit Lawinensuchhunden, Sondierketten und alternativen Ortungssystemen, aber auch die rasche Verfügbarkeit von Hubschraubern für Mannschaftstransport und notärztliche Versorgung vor Ort sind im Alpenraum sehr professionell organisiert. Die Wahrscheinlichkeit einer Lebendbergung durch eine Kameradenrettung ist jedoch immer noch fast viermal größer.

7.2 Hängen im Seil

Das sogenannte **Hängetrauma** beschreibt einen potentiell lebensbedrohlichen Schockzustand durch Hängen im Seil beispielsweise bei Unfällen im Bergsport (Klettern, Klettersteig, Spaltensturz etc.) oder im Flugsport (Paragleiten etc.). Es kann aber auch bei Arbeitsunfällen in großen Höhen (Kranarbeiten, Industrieklettern) oder in Schächten und Höhlen entstehen und bisweilen mit schweren Begleitverletzungen, unabhängig von der Ursache, einhergehen.

Das passive Hängen im Seil (auch ohne vorausgegangenen Sturz) führt nach kurzer Zeit zum Versacken großer Blutmengen in den Beinen. Durch die fehlende Muskelarbeit der Beine (die beim Gehen normalerweise den Rückstrom des Blutes zum Herzen erleichtert), kommt es rasch zu einer Verminderung des Rückflusses von Blut zum Herzen. Im Verlauf entwickelt sich eine nennenswerte Einschränkung der effektiven Blutzirkulation in den Organen (Herz, Gehirn etc.) durch Blutdruckabfall und Sauerstoffmangel, es kommt zum Schock.

Ein freies und regungsloses Hängen im Seil kann damit nach wenigen Minuten lebensbedrohlich sein, vor allem wenn begleitend noch Verletzungen, Erschöpfung oder Unterkühlung dazukommen. Der drohende Blutverteilungsschock äußert sich in Blässe und Kaltschweißigkeit, Schwindel, Übelkeit und Erbrechen oder Atemnot, dazu kann ein Taubheitsgefühl in den Beinen entstehen. Bei eingetretener Bewusstlosigkeit beschleunigt sich die Ausbildung eines Schockzustandes nochmals (Abb. 7.6).

Zur Vorbeugung eines Hängetraumas bei Sturz ins Seil sollte man nie teilgesicherte Tätigkeiten allein und unbeobachtet durchführen. Für den Fall eines Sturzes kann man Steig- oder Trittschlingen vorbereiten, mittels derer man die frei hängenden Beine abstützen und so den Rückfluss von Blut zum Herzen unterstützen kann. Hüft- und Kombigurte mit breiter Polsterung sind zu empfehlen, sie erleichtern beim Hängen die Bewegung und das Atmen und sind weniger schmerzhaft.

> Das Anseilen ausschließlich mittels Brustgurt ist seit vielen Jahren obsolet! Im Falle eines Sturzes wird dabei die Atmung stark eingeschränkt und ein Hängetrauma begünstigt.

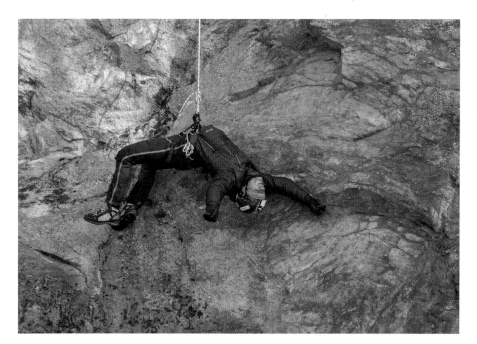

Abb. 7.6 Sturz ins Seil

Maßnahmen am Seil

- Kontakt mit der hängenden Person aufnehmen, beruhigen
- Zur aktiven Bewegung (Pendeln, Steigschlinge) anhalten
- Rucksack wenn möglich abwerfen
- Abseilen oder Ablassen möglich?

Maßnahmen am Boden

- Beurteilung nach crABCDE-Schema durchführen
- Gegebenenfalls stabile Seitenlage oder Wiederbelebungsmaßnahmen durchführen, sonst flache Lagerung
- Verletzungen behandeln
- Vor Unterkühlung schützen
- Notruf absetzen

> Über viele Jahre wurde für die Versorgung des Hängetraumas die sogenannte Hock- oder Kauerstellung propagiert. Der vom Seil Geborgene wurde dabei nicht unmittelbar hingelegt, sondern in sitzender Stellung untersucht und behandelt. Aus heutiger medizinischer Sicht ist diese Herangehensweise als obsolet anzusehen und sollte nicht mehr angewendet werden!

Tab. 7.1 Schweizer Stadien der Unterkühlung

	Stadium 1	Stadium 2	Stadium 3	**Stadium 4**
Klinisches Erscheinungs-bild	Wach und ansprechbar	Reaktion auf Ansprache	Reaktion auf Schmerz oder bewusstlos	Keine Lebenszeichen
Risiko eines Atem-Kreislauf-stillstandes durch Unterkühlung	Niedrig	Moderat	Hoch	Atem-Kreislauf-stillstand

7.3   Unterkühlung

Die unbeabsichtigte Unterkühlung (*akzidentelle Hypothermie*) ist ein häufiges Krankheitsbild bei Notfällen im alpinen Gelände. Ausgelöst wird eine Unter-kühlung durch Kälte, Wind und Nässe. Grundsätzlich muss fast bei jedem Unfall/ Erkrankung im alpinen Gelände an eine allgemeine Unterkühlung gedacht wer-den. Aktive Muskelarbeit wirkt ihr entgegen, folglich verstärken und beschleunigen Erschöpfung und Bewegungseinschränkung eine weitere Auskühlung.

Eine Unterkühlung lässt sich je nach Symptomen in unterschiedliche Sta-dien einteilen, dabei gilt jedoch ein fließender Übergang zwischen den Sta-dien (Tab. 7.1):

Die Beurteilung der Bewusstseinslage sowie der Lebenszeichen haben sich zur Unterteilung der Stadien am praktikabelsten erwiesen. Eine korrekte Kör-per(kern)-Temperatur (**KKT**) kann ohne spezielle Thermometer nicht ge-messen werden!

Ein aktives Wiedererwärmen ist bei bereits eingetretener Unterkühlung im alpinen Gelände praktisch nicht möglich. Deshalb ist es wichtig, sich mög-lichst frühzeitig und umsichtig um einen guten Wärmeerhalt zu bemühen, um ein weiteres, mitunter schnelles Auskühlen zu verhindern. Ein Wärmever-lust kann schleichend beginnen und schnell ein bedrohliches Ausmaß an-nehmen. Auf gute Funktionskleidung und mitgeführten Ersatz ist besonderes Augenmerk zu legen.

Maßnahmen im Stadium I

- Windschutz (Biwaksack) oder windgeschützte Umgebung aufsuchen
- Nasse Kleidung wechseln, Überkleidung, Kopfbedeckung
- Rettungsdecke zur Isolierung anlegen (Abschn. 11.4)

- Warme, gezuckerte Getränke anbieten
- Zu aktiver Bewegung anhalten

Maßnahmen im Stadium II und III

- Beurteilung nach crABCDE-Schema
- Windschutz (Biwaksack)
- Etwaige nasse Kleidung wechseln, Überkleidung, Kopfbedeckung-jedoch möglichst ohne aktive Bewegung des Patienten oder Achtung Gefhr Bergungstod- s.u.
- Rettungsdecke zur Isolierung anlegen (Abschn. 11.4)
- Keine aktive Bewegung – vorsichtig transportieren
- Stabile Seitenlage bei Bewusstlosigkeit
- Notruf absetzen

Maßnahmen im Stadium IV

- Wiederbelebungsmaßnahmen einleiten
- Notruf absetzen

Die tiefe Unterkühlung begünstigt die Entstehung von lebensbedrohlichen Herzrhythmusstörungen, vor allem dem Kammerflimmern. Durch übermäßiges Bewegen und dem damit einhergehenden Vermischen von kaltem Blut aus den Extremitäten und warmem Blut des zentralen Kompartiments eines tief unterkühlten Patienten kann dies ausgelöst werden. In der Fachsprache wird dieser Umstand „Bergungstod" genannt.

Gleichzeitig schützt eine tiefe Unterkühlung durch Reduktion des temperaturabhängigen Körperstoffwechsels im Gehirn möglicherweise vor schweren Schäden. Aus diesem Grund sollten Wiederbelebungsmaßnahmen kontinuierlich bis zur Wiedererwärmung im Krankenhaus durchgeführt werden. Dies gilt auch für die Lawinenverschüttung, wenn keine Abbruchkriterien (z. B. durch fehlende Atemhöhle) zutreffen (Abschn. 7.1.4).

> Nobody is dead until warm and dead!

(Abb. 7.7)

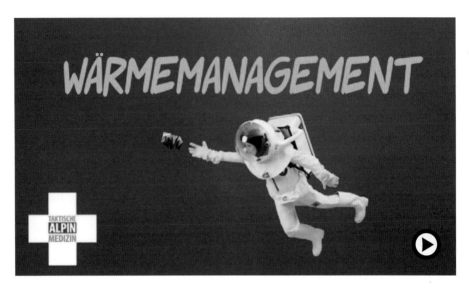

Abb. 7.7   Video Wärmeerhalt (▶ https://doi.org/10.1007/000-6dt)

7.4   Erfrierung

Die thermische Schädigung der Körpergewebe (Verbrennung und Erfrierung) ist von der Höhe/Tiefe der Temperatur und der Einwirkzeit abhängig. Während Verbrennungen meist plötzliche Ereignisse darstellen, entstehen Erfrierungen schleichend und oft zunächst unbemerkt. Das volle Ausmaß einer Erfrierung (die sogenannte *Frostbeule*) ist oft erst nach Stunden oder Tagen abzuschätzen, deshalb ist eine Stadieneinteilung wie bei Verbrennungen für die Erstversorgung nicht praktikabel.

Eine Hautblässe mit Schwellung, stechenden Schmerzen und Gefühlsstörungen zeigt eine beginnende Erfrierung an. Bei zunehmender Schädigung kommt es zu Blasenbildung und Gefühllosigkeit bzw. Schmerzfreiheit, bis hin zur Verhärtung und Vereisung des Gewebes. Besonders gefährdete Körperpartien sind Finger, Zehen, Ohren und Nase.

Begünstigende Faktoren sind neben widrigen Umweltbedingungen wie Kälte, Nässe, Wind oder große Höhe eine vorbestehende Unterkühlung, Erschöpfung, Schwitzen, mangelnde Durchblutung (Klettergurt, enges Schuhwerk), Alkohol oder Rauchen (Abb. 7.8).

Zur Vorbeugung sollte man Wechselgewand (Socken, Handschuhe, Mütze) mitführen und exponierte Stellen (im Gesicht) mit Kälteschutzcreme schützen.

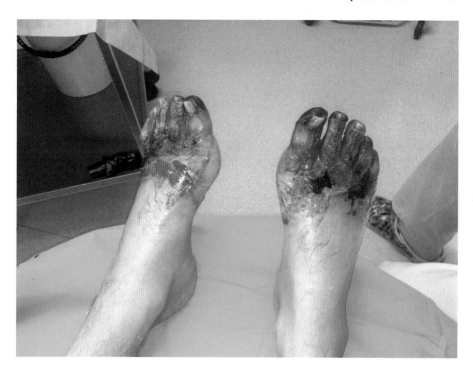

Abb. 7.8 Erfrierungen der Zehen

Maßnahmen

* Warme und windstille Umgebung aufsuchen
* Zur aktiven Bewegung auffordern
* Schuhe und nasse Socken oder nasse Handschuhe ausziehen
* Erwärmung der betroffenen Körperpartie in der Achselhöhle oder Leistenbeuge des Helfers für mindestens 10 Minuten
* Schuhe, Socken, Handschuhe wieder anziehen oder gegen trockene wechseln
* Unterkühlung behandeln
* KEINE Salben, KEIN Reiben oder Einreiben mit Schnee!
* Blasen nicht eröffnen, sondern locker, trocken und keimfrei verbinden
* Bei anhaltenden Gefühlsstörungen oder wenn ein Abstieg nicht mehr gefahrlos möglich ist: Notruf absetzen

Direkte Wärmeanwendung (z. B. handwarmes Wasserbad) nur dann, wenn ein nochmaliges Auskühlen (z. B. bei Versorgung in einer Schutzhütte) ausgeschlossen werden kann.

Weiterführende Literatur

Brugger H, Durrer B, Elsensohn F et al (2013) Resuscitation of avalanche victims: Evidence-based guidelines of the international commission for mountain emergency medicine (ICAR MEDCOM): intended for physicians and other advanced life support personnel. Resuscitation 84:539–546

Bürkle C, Egger A, Haselbacher M et al (2018) Handbuch Medizin des österreichischen Bergrettungsdienstes, 1. Aufl. Eigenverlag, ISBN 978-3-200-05962-7

Haegeli P, Falk M, Procter E et al (2014) The effectiveness of avalanche airbags. Resuscitation 85(9):1197–1203

Lott C, Truhlář A, Alfonzo A, et. al. European resuscitation council guidelines 2021: Cardiac arrest in special circumstances. Resuscitation 2021;161:152–219

Procter E, Strapazzon G, Dal Cappello T et al (2016) Burial duration, depth and air pocket explain avalanche survival patterns in Austria and Switzerland. Resuscitation 105:173–176

Röggla M, Domanovits H, Elsensohn F (2011) Handbuch für Notfall- und Rettungssanitäter, 2. Aufl. Braumüller, S 437–443

Schön CA, Gordon L, Hölzl N et al (2020) Determination of death in mountain rescue: recommendations of the international commission for mountain emergency medicine (ICAR MedCom). Wilderness Environ Med 16:1080–6032(20) 30123-X

www.mountainsafety.info (Stand 21.03.2021)

8

Outdoor- und Expeditionsmedizin

Alexander Egger und Joachim Schiefer

A. Egger (✉)
Abt. für Anästhesie u. Intensivmedizin, Landesklinikum Scheibbs,
Scheibbs, Österreich
e-mail: alexander.egger@bergrettung.at

J. Schiefer
Abt. für Unfallchirurgie und Orthopädie, Krankenhaus Spittal/Drau, Spittal/Drau,
Österreich

© Springer-Verlag GmbH Deutschland, ein Teil von Springer Nature 2022
T. Huber et al., *Erste Hilfe in den Bergen*, https://doi.org/10.1007/978-3-662-65054-7_8

„Wer langsam geht, geht gut. Wer gut geht, geht weit. "
Kurt Diemberger, österreichischer Alpinist

Dieses Kapitel beschreibt medizinische Besonderheiten und Problemstellungen, wie sie bei vielfältigen Aktivitäten in der Natur, auf Hochtouren oder bei Reisen und Expeditionen auftreten können. Das Wissen dazu ist sowohl für die Prävention, aber auch für die richtig durchgeführten Erste-Hilfe-Maßnahmen essentiell.

8.1   Höhenmedizin

Mit zunehmender absoluter Höhe kommt es zu einem Absinken des Luftdrucks und damit des Sauerstoffpartialdrucks (paO_2) im Blut. Der Leistungsfähigkeit des Körpers sind dadurch mit zunehmender Höhe Grenzen gesetzt. Auf 5500 m Seehöhe beträgt der Sauerstoffpartialdruck im Blut nur mehr die Hälfte, am Gipfel des Mount Everest (8848 m) nur mehr ein Drittel des Drucks auf Meeresniveau. Darüber hinaus bestehen Druckschwankungen nach geographischem Breitengrad, je weiter im Norden, desto stärker ist der Druckabfall. Auch spielt die Jahreszeit hier eine Rolle, in den Sommermonaten ist der Abfall geringer.

Höhenmedizinische Probleme des Bergsteigens sind hierzulande selten, jedoch sind Bergsteiger auf allen Kontinenten unserer Erde unterwegs, weshalb die Höhenmedizin hier angesprochen werden soll, um ein Bewusstsein für den Einfluss der Meereshöhe auf den menschlichen Körper zu schaffen.

8.1.1   Höhenzonen

Mittlere Höhen (1500–3000 m): In diesem Bereich beginnt der Körper mit Akklimatisation. Der Sauerstoffgehalt ist bereits leicht erniedrigt, der Körper gleicht dies mit vermehrter Atmung aus. Die Ausdauerleistung sinkt. Eine Höhenkrankheit ist sehr selten.

Große Höhen (3000–5500 m): Hier kommt es zu einem deutlichen Abfall des Sauerstoffgehalts in der Atmosphäre und damit verbunden auch im Blut. Die Leistungsfähigkeit nimmt weiter ab. Die Entwicklung einer Höhenkrankheit ist möglich. In diesem Bereich ist eine vollständige dauerhafte Akklimatisation jedoch noch möglich. Die meisten Basislager für die Besteigung hoher Berge liegen deshalb in dieser Zone.

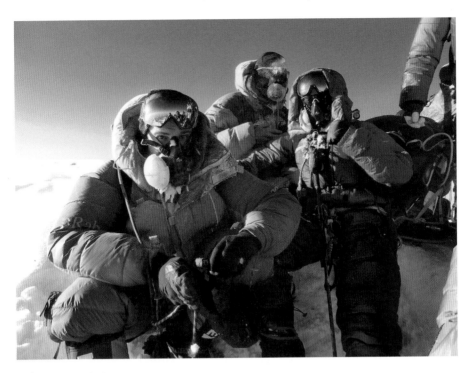

Abb. 8.1 Gipfelfoto Mt. Everest

Extreme Höhen (5500–8848 m): Ab dieser Höhe ist nur mehr ein kurz-zeitiger Aufenthalt möglich. Es kommt zu fortschreitendem Sauerstoffmangel, der nur durch eine erhöhte Atemfrequenz kompensiert werden kann. Ein dauerhafter Aufenthalt führt zu kontinuierlichem körperlichem Verfall und schließlich zum Tod. Eine vollständige Akklimatisation ist nicht mehr mög-lich (Abb. 8.1).

8.1.2 Sicherer Aufstieg in die Höhe

Ein Aufstieg in größere Höhen ist möglich, wenn man einige Verhaltensregeln zum sicheren Aufstieg verinnerlicht. Trotzdem ist eine Anpassung, die so-genannte Akklimatisation, nicht immer und nicht bei jedem Menschen gleich erfolgreich, da jeder Organismus sehr individuell auf höhenbedingte Ge-gebenheiten reagiert.

Bei einer Tour in die hohen Berge dieser Welt sollte man immer ganz lang-sam in größere Höhen aufsteigen, ohne außer Atem zu geraten, und dabei bewusst tief atmen. Ab einer Schwellenhöhe von 2000 bis 3000 m sollten 400

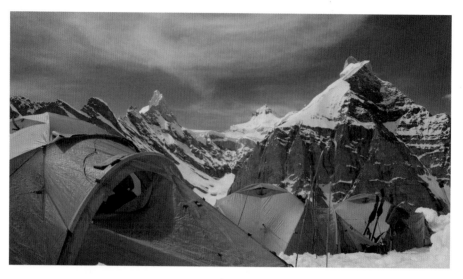

Abb. 8.2 Basislager

Höhenmeter Differenz zwischen den Schlaflagern nicht überschritten werden. Wenn das nächste zur Übernachtung eingeplante Lager mehr als 400 m höher liegt, sollte dort ein zusätzlicher Tag zur Anpassung eingerechnet werden. Bemerkt man bei sich oder den Bergkameraden Symptome einer Höhenkrankheit, muss ein weiterer Aufstieg unterlassen werden. Fühlt man sich jedoch gut, sollte man beim Erreichen einer neuen Höhe noch ein Stück höher steigen und dann zum Nachtlager zurückkehren. Diese als „Überhöhen" (*climb high, sleep low*) bezeichnete Technik ist ein sinnvolles Element einer erfolgreichen Höhenakklimatisation. Auf ausreichende Trinkmengen ist zu achten, ebenso ist der eigene Harnfluss zu beobachten: Er sollte klar und reichlich sein (Abb. 8.2).

8.1.3 Formen der Höhenkrankheit

Höhenassoziierte Erkrankungen sind in den Ostalpen selten, aber nicht unmöglich. Bei akuter Höhenexposition (also ohne Akklimatisation) kommt es ab 4000 m Seehöhe zu Schwindel, starken Atemproblemen, ab 5000 m zu Kollapsneigung, Bewusstseinstrübung, über 7000 m ist ein Überleben nur wenige Minuten lang möglich. Ein länger dauernder Aufenthalt in großen und extremen Höhen ist somit nur mit Sauerstoffgabe oder nach erfolgter körperlicher Anpassung möglich, diese Anpassungsvorgänge bezeichnet man als Höhenakklimatisation.

AMS (*Acute Mountain Sickness*) – Akute Höhenkrankheit mit Kopfschmerzen, Schwäche, Schwindel, Appetitlosigkeit, Übelkeit, Atemnot, bei Anstrengung verringerte Harnmenge

HAPE (*High Altitude Pulmonary Edema*) – Höhenlungenödem mit plötzlichem Leistungsabfall, Atemnot auch in Ruhe, erhöhtem Ruhepuls, Husten, Übelkeit, Erbrechen, Fieber

HACE (*High Altitude Cerebral Edema*) – Höhenhirnödem mit Gangstörung bis zur Unfähigkeit, gerade zu gehen oder zu stehen, schwerste Kopfschmerzen, Übelkeit, Erbrechen, Bewusstseinsstörungen, Fieber

> HAPE und HACE sind immer lebensbedrohliche Erkrankungen und enden in hohem Prozentsatz tödlich!

Weitere höhenbedingte Erkrankungen sind Erfrierungen (Abschn. 7.4), Blutgerinnungsstörungen, Atemwegsinfekte (Abschn. 6.2) und Augenprobleme (Abschn. 8.5).

Maßnahmen

- Bei AMS Ruhe und Abstieg in niedrigere Höhenlagen
- Bei HAPE und HACE sofortiger Abtransport mit erhöhtem Oberkörper (auf dem Rücken liegend, getragen)
- Notruf absetzen

Beim organisierten Höhenbergsteigen sind Sauerstoff, mobile hyperbare Kammern sowie bestimmte Medikamente weitere Möglichkeiten zur Prophylaxe und Therapie von Höhenerkrankungen. Diese werden von erfahrenen Expeditionsbergsteigern oftmals mitgeführt. Deren Anwendung oder Einnahme erfordert jedoch Erfahrung und ist im Vorfeld zu trainieren, um sie in entlegenen Höhenlagen bei Notfällen erfolgreich einzusetzen. Eine höhenmedizinische Beratung ist in der Planungsphase unbedingt einzuholen, weshalb auf diese Thematik in diesem Rahmen bewusst nicht näher eingegangen wird.

Ebenso muss sich der Expeditionsbergsteiger mit den lokalen Möglichkeiten einer Alarmierung von Rettungskräften vertraut machen.

8.2 Erschöpfung und Hitze

Durch hohe und lang andauernde körperliche Belastung, wie sie beim Wandern, Bergsteigen oder Klettern auftreten kann, kommt es bei unzureichender Energiezufuhr zur vollständigen Ausschöpfung körpereigener Energiereserven. Sowohl Kälte (durch den erhöhten Energiebedarf zum Wärmeerhalt) als auch Hitze tragen zu einer rascheren Erschöpfung bei.

Die Symptome reichen von Kraftlosigkeit, Konzentrationsstörungen und Schwindelgefühl bis hin zum Kollaps, daneben können auch ein Kältegefühl, Schweißausbrüche oder Heißhunger auftreten.

Während alpinistischer Unternehmungen muss darauf geachtet werden, regelmäßige Pausen einzuhalten. Diese dienen einerseits der Regeneration, andererseits der Zufuhr von Flüssigkeit, Elektrolyten und Kohlehydraten (Abschn. 6.6). Damit kann in vielen Fällen einem Erschöpfungszustand effizient vorgebeugt werden.

Ist ein Erschöpfungszustand erst einmal eingetreten, so ist ein weiterer Auf- oder Abstieg auf Grund von Kraftlosigkeit sowie eingeschränkter Koordination und Konzentration (Trittsicherheit – (Ab)Sturzrisiko) oft nicht mehr möglich. Ein derartiger Umstand kann im alpinen Gelände lebensgefährliche Folgen nach sich ziehen.

Ist ein selbstständiges (Fort-)Bewegen nicht mehr möglich, so steigt auch die Gefahr einer Unterkühlung in hohem Maße. Hier ist auf ein adäquates Wärmemanagement zu achten.

Maßnahmen

- Pausen einlegen, hinsetzen oder hinlegen
- Alle notwendigen Maßnahmen zum Wärmeerhalt
- Energiezufuhr durch schnell resorbierbare Kohlehydrate (Traubenzucker, Energieriegel, …) und Flüssigkeit (isotonische Getränke)
- Nach Möglichkeit einfache Abstiegsroute wählen und genügend Pausen einplanen
- Wenn selbstständiger Abstieg nicht möglich – Notruf absetzen

8.2.1 Hitzeschlag

Hohe sommerliche Temperaturen können bei großer körperlicher Belastung schnell zu Erschöpfung und auch Hitzeerkrankungen führen. Unterschieden wird hier zwischen Hitzeschlag und Sonnenstich. Der Hitzeschlag wird durch eine Störung der Temperaturregulation des Körpers verursacht. Um bei hohen Außentemperaturen die Körpertemperatur konstant zu halten, wird diese vom Organismus in der Regel durch eine erhöhte Hautdurchblutung und Schweißproduktion reguliert. Kommt es nun bei einem hohen Grad an Luftfeuchtigkeit oder falscher Bekleidung zu einem Hitzestau, so kann sich ein Hitzeschlag, das unbeabsichtigte Ansteigen der Körpertemperatur, einstellen.

Neben Kopfschmerzen, Schwindel, Übelkeit und Kollapsneigung kann in es weiterer Folge zur Bewusstlosigkeit oder dem Auftreten von Krampfanfällen kommen.

Maßnahmen

- Patienten in einen schattigen Bereich verbringen
- Isolierende Kleidungsstücke entfernen
- Auf ausreichend Flüssigkeitszufuhr achten
- Lagerung mit erhöhten Beinen
- Wenn vorhanden nasse, kühlende Tücher auf Kopf und Oberkörper
- Notruf absetzen

8.2.2 Sonnenstich

Der Sonnenstich wird durch lang andauernde, direkte Sonneneinstrahlung auf den (oftmals unbehaarten) Kopf beziehungsweise Nacken ausgelöst. Verantwortlich dafür ist die langwellige Wärmestrahlung des Sonnenlichts. Sie führt zu einer Irritation der Hirnhäute und des Gehirngewebes, welche Symptome einer Gehirnhautentzündung auslösen kann. Symptome wie Schwindel, Kopfschmerzen, Übelkeit, Erbrechen bis hin zu Bewusstseinstrübung und Nackensteife sind typisch für einen Sonnenstich.

Maßnahmen

- Patienten in einen schattigen Bereich verbringen
- Kopf und Nacken kühlen (feuchte Umschläge)
- Auf ausreichend Flüssigkeitszufuhr achten
- Lagerung mit erhöhtem Oberkörper
- Notruf absetzen

8.3   Schlangenbiss

Schlangen sind von Natur aus scheue Lebewesen. Fühlen sie sich bedroht, so kann es dazu kommen, dass sie zum Angriff übergehen. Verletzungen durch eine Begegnung mit einer Schlange sind jedoch zum Glück seltene Ereignisse. In Österreich werden jedes Jahr etwa 40 Personen auf Grund eines Schlangenbisses stationär in Krankenhäusern behandelt.

Die giftigsten Schlangen, die man in Mitteleuropa antreffen kann, sind die Sandviper (vorwiegend südlich des Alpenhauptkammes) (Abb. 8.3), die Kreuzotter (Abb. 8.4) sowie die Wiesenotter (Abb. 8.5).

Vorwiegend durch bakterielle Verunreinigung der Wunde können aber auch Bisse ungiftiger Schlangenarten unangenehme Folgen durch Wundinfektionen nach sich ziehen. Ein weiteres Problem stellen auch allergische (anaphylaktische) Reaktionen mit schweren Verläufen dar.

Ganz allgemein gilt es, nach einem Schlangenbiss Ruhe zu bewahren. Eine grobe Beschreibung der Schlange (Länge, Farbe, Zeichnung) hilft im Krankenhaus bei der Identifikation. Auch ein Handyfoto kann hier wertvolle Hinweise liefern.

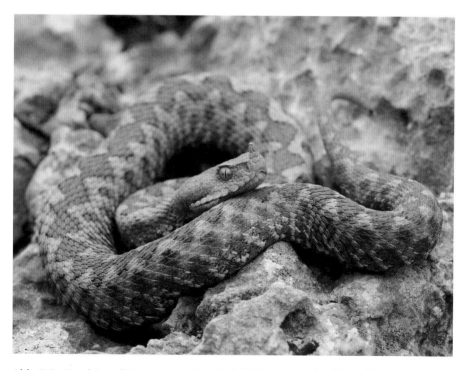

Abb. 8.3   Sandviper (Vipera ammodytes). © Wolfgang/stock.adobe.com

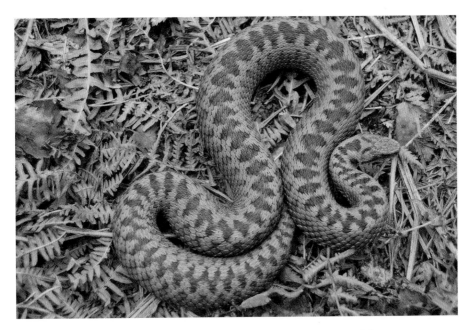

Abb. 8.4   Kreuzotter (Vipera berus berus). © vipersgarden/stock.adobe.com

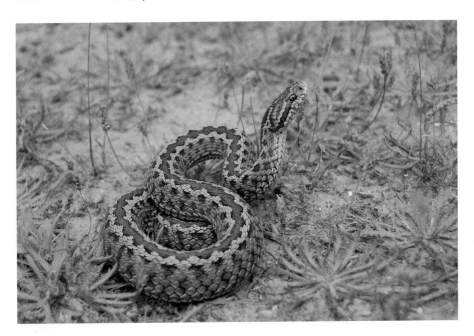

Abb. 8.5   Wiesenotter (Vipera ursinii). © valentinamoraru/stock.adobe.com

Im Fokus der Versorgung steht das Sichern der Lebensfunktionen (crAB-CDE-Schema). Die noch in vielen Köpfen verankerte Meinung, die Verteilung des Giftes durch Abbinden einer Extremität oder Aussaugen der Bissstelle verlangsamen oder gar verhindern zu können, entspricht nicht mehr heutigen Empfehlungen.

Die Symptome eines Schlangenbisses sind Schwellung und Rötung der betroffenen Extremität in Verbindung mit starken Schmerzen. Im weiteren Verlauf kann es zu Atem-Kreislauf-Störungen kommen, bisweilen auch zu einem allergischen (*anaphylaktischen*) Schock.

Maßnahmen

- Verletzten Körperteil ruhigstellen
- Wenn vorhanden, kalte Umschläge auf die Bissstelle
- Beengende Kleidungsstücke öffnen
- Entfernung von Schmuckgegenständen
- Kontrolle der Lebensfunktionen
- Wenn notwendig Schocklagerung
- Wenn notwendig lebensrettende Sofortmaßnahmen
- Wunde NICHT aussaugen, abbinden oder ausschneiden, nur keimfrei verbinden
- Anstrengung vermeiden, ein selbstständiger Abstieg wird oft nicht mehr möglich sein
- Notruf absetzen

> Auf Grund verzögerter Giftwirkungen bedarf es auch bei initial milden Symptomen immer einer ärztlichen Vorstellung und ggf. stationären Überwachung!

8.4 Insektenstiche und -bisse

Stiche und Bisse durch Insekten sind ein häufiges und lästiges Ereignis, meist ohne akute Gefährdung, sieht man von allergischen Reaktionen ab. Dennoch gibt es auch dabei einige Details zu beachten.

8.4.1 Insektenstiche und Spinnenbiss

Stiche durch Mücken, Bienen, Wespen oder Bisse durch Spinnen sind schmerzhaft, aber zumeist nicht gefährlich.

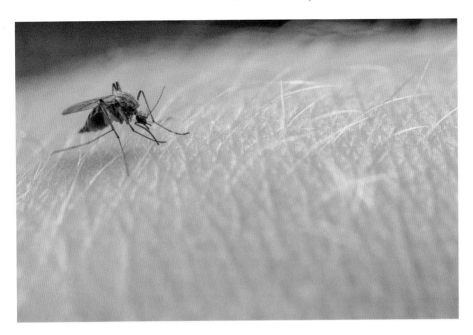

Abb. 8.6   Mückenstich. © Ralf Geithe/stock.adobe.com

Mückenstiche können durch das Tragen langer Kleidung und Verwendung von Mückensprays vermieden werden. In unseren Breiten ist die Übertragung von Krankheitserregern durch Mücken kein Thema, in tropischen und subtropischen Ländern ist auf konsequenten Mückenschutz aber besonderes Augenmerk zu legen (Abb. 8.6).

Bienen- und Wespenstiche können allergische Reaktionen auslösen, bei einer bekannten Allergie empfiehlt sich eine ärztliche Beratung und gegebenenfalls das Mitführen von Medikamenten, etwa eines Allergie-Pens (Abschn. 6.4).

Nur wenige heimische Spinnen sind in der Lage, durch die Haut zu beißen, allerdings wandern durch die Klimaerwärmung immer mehr neue Spinnenarten bei uns ein. Ein Spinnenbiss verursacht in der Regel eine ähnliche lokale Reaktion wie ein Insektenstich, selten können jedoch stark schmerzhafte Reaktionen mit Schwellung oder Allgemeinreaktionen auftreten, die eine ärztliche Behandlung notwendig machen.

Verletzungen durch Insekten werden gründlich gewaschen oder desinfiziert, gekühlt und möglichst wenig berührt. Bei allergischen oder anderen Allgemeinsymptomen (Kreislaufschwäche, Atemnot) ist der alpine Notruf abzusetzen.

8.4.2 Zeckenbiss

Im Alpenraum ist ein Zeckenbiss kein seltenes Ereignis, nach Outdoor-Unternehmungen sollte der Körper deshalb immer nach Zecken abgesucht werden, ganz wichtig auch bei Kindern! Die Zecken finden sich vermehrt im hohen Gras oder auf Büschen und werden bei Berührung unbemerkt abgestreift. Sie saugen Blut, dadurch können Krankheitserreger in den Körper gelangen. In Europa sind dies die Auslöser der **FSME** (Frühsommermeningoenzephalitis) und der **Borreliose**, der Durchseuchungsgrad ist lokal aber oft recht unterschiedlich.

Je länger der Zeckenbiss besteht, desto höher ist vor allem bei der Borreliose die Wahrscheinlichkeit, dass es zu einer Übertragung der Erreger kommt. Aus diesem Grund ist eine rasche Entfernung der Zecken notwendig. Oftmals erfolgt der Zeckenbiss jedoch unbemerkt, da die Tiere mit ihrem Speichel ein betäubendes Sekret in die Wunde einbringen. Erst wenn in weiterer Folge eine Entzündungsreaktion in der Umgebung einsetzt, macht sich der Zeckenbiss durch Hautjucken bemerkbar. Häufig betroffen sind dünne, gut durchblutete Hautareale, wie etwa die Kniekehle oder der Intimbereich, bei Kindern oft der Kopf (Abb. 8.7).

Zecken können mit jedem verfügbaren Hilfsmittel (Zeckenzange, Zeckenkarte, Pinzette etc.), notfalls auch mit den Fingernägeln, entfernt werden. Herausziehen, -hebeln oder -drehen ist gleichermaßen möglich, mit oder gegen den Uhrzeigersinn hat entgegen mancher Empfehlungen dabei keinerlei Bedeutung.

Ein Zeckenbiss ist in der Regel kein Grund für einen Arztbesuch, die allermeisten Zecken können problemlos entfernt werden. Nach der Entfernung ist die Hautstelle gründlich zu waschen oder zu desinfizieren. Eine ärztliche Begutachtung ist dann nötig, wenn sich die Bisswunde durch verbliebene Zeckenteile infiziert oder sich in den Tagen nach dem Biss eine kreisrunde Hautrötung zeigt und ausweitet. Diese als *Wanderröte* bezeichnete Hauterscheinung kann ein erstes Anzeichen für eine Borreliose-Infektion sein (Abb. 8.8).

> Die Zeckenschutzimpfung schützt vor einer FSME-Infektion und ist für alle, die sich in den heimischen Bergen aufhalten, unbedingt zu empfehlen! Gegen eine Infektion mit (europäischen) Borrelien ist die Impfung jedoch nicht wirksam.

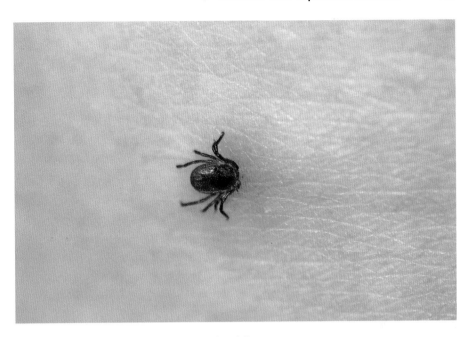

Abb. 8.7 Zeckenbiss. © PMDesign/stock.adobe.com

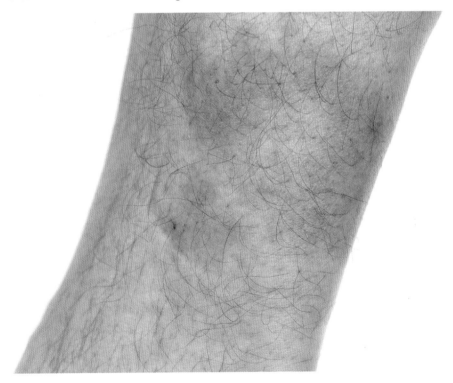

Abb. 8.8 Wanderröte (Erythema migrans). © Ingo Bartussek/stock.adobe.com

8.5   Augenprobleme

Das Sehen, welches uns durch das Sinnesorgan Auge ermöglicht wird, spielt eine elementare Rolle bei der Fortbewegung im alpinen Gelände.

Kommt es durch höhenphysiologische Veränderungen, physikalische Umwelteinflüsse, Verletzungen oder Erkrankungen des Auges zu einer Verminderung oder im schlimmsten Fall zu einem kompletten Verlust der Sehkraft, so kann dies in exponierten Lagen zu hochkritischen Situationen führen.

8.5.1   Akute Schneeblindheit

Skitouren bei Sonnenschein oder auch hochalpine Bergtouren am Gletscher im Sommer bergen ein nicht zu vernachlässigendes Risiko einer akuten Schneeblindheit, sofern kein Schutz durch geeignete Sonnenbrillen gewährleistet ist. Verursacht wird eine Schneeblindheit durch übermäßige UV-Strahlung.

Mit zunehmender Höhe nimmt die Intensität der UV-Strahlung zu. Schnee, Eis oder Reflexionen am Wasser können diese nochmals verstärken. Die Hornhaut des Auges nimmt diese UV-Strahlung zum Schutz innerer Strukturen im Auge auf.

Wird das Auge nicht adäquat durch Sonnenbrillen/Gletscherbrillen geschützt, so besteht die Gefahr einer Schneeblindheit.

Alternativ zur Sonnenbrille/Gletscherbrille kann auch mit der Alu-Rettungsdecke ein provisorischer Schutz gebastelt werden, welcher das Auge ausreichend vor der UV-Strahlung schützt (Abschn. 11.4).

Die Symptome reichen von geröteten und stark brennenden Augen über vermehrte Tränensekretion bis hin zu Flimmersehen und vermindertem Sehvermögen. Durch geeignete Maßnahmen erholt sich das Auge innerhalb von Tagen wieder.

Maßnahmen

- Lichtschutz: Aufsetzen einer Sonnenbrille/Gletscherbrille/Alu-Rettungsdecke
- Lokal kühlende Umschläge
- Augenschonung: Aufsuchen eines dunklen Raumes

8.5.2   Verletzungen des Auges

Direkte Gewalteinwirkung auf den Augapfel oder die umliegenden Strukturen sind die häufigste Ursache von Verletzungen des Auges. Darüber hinaus können auch Fremdkörper wie Eiskristalle, Sand, Insekten oder Absplitterungen von Eis, Bergausrüstung oder beim Schlagen von Verankerungen zu Verletzungen führen. Eine damit einhergehende Beeinträchtigung der Sehschärfe kann im alpinen Gelände zur großen Gefahr werden.

Die Symptome reichen von Jucken und Schmerzen des Auges über Rötung und verstärkte Tränensekretion bis zur Reduktion der Sehschärfe.

Maßnahmen

- Augenspülung mit klarem Wasser
- Bei sichtbaren oberflächlichen Fremdkörpern versuchen, diese vorsichtig und hygienisch zu entfernen
- Fremdkörper, die in der Hornhaut stecken, immer belassen und keimfrei abdecken (im alpinen Gelände wird ausschließlich das betroffene Auge abgedeckt, um dem Patienten einen selbstständigen Abstieg mit entsprechender Begleitung zu ermöglichen)

8.5.3   Entzündungen des Auges

Erschwerte hygienische Bedingungen auf Hütten ohne Fließwasser oder im Rahmen von Expeditionen begünstigen das Auftreten von Bindehautentzündungen. Erreger einer Bindehautentzündung sind gleichermaßen Viren wie Bakterien.

Während die Erkrankung an sich weitgehend harmlos verläuft, sind die damit verbundenen Symptome eines tränenden, juckenden und schmerzhaften roten Auges im Rahmen einer alpinen Unternehmung sehr unangenehm. Weitere Symptome sind Schwellung der Augenlider und ein wässrig-schleimiger Ausfluss, welcher das Auge im Schlaf verkleben kann.

Deshalb empfiehlt es sich, bei geplanten länger andauernden Aufenthalten (Hüttenwanderungen, Expeditionen) entsprechend antibiotische Augentropfen bzw. Augensalben vorzuhalten. Weiters sollte das Auge stets offen gehalten werden (kein Augenverband), um die Keimvermehrung nicht zu begünstigen.

Maßnahmen

- Antibiotische Augensalbe/-tropfen
- Auge offen halten (kein Verband, um Keimvermehrung nicht zu begünstigen)

8.5.4 Höhenassoziierte Augenerkrankungen

Höhenassoziierte Augenerkrankungen treten vornehmlich an der Netzhaut auf und werden durch eine Reaktion der Blutgefäße in diesem Bereich ausgelöst. Ursächlich hierfür ist der mit der zunehmenden Höhe verminderte Sauerstoffpartialdruck der Umgebungsluft. Darüber hinaus ist neben der tatsächlichen Höhe vor allem die Aufstiegsgeschwindigkeit, welche eng mit dem Grad der Akklimatisation einhergeht, ein Einflussfaktor (Abschn. 8.1).

Anfänglich kommt es zu einem Flüssigkeitsaustritt und in weiterer Folge zu Einblutungen in die Netzhaut. Symptome sind vor allem Ausfälle des Gesichtsfeldes und eine Abnahme der Sehschärfe.

Maßnahmen

- Abstieg in niedrigere Höhenlagen

8.6 Blitzschlag

Unfälle durch Blitzschlag sind ein seltenes Ereignis. Trotzdem sterben weltweit jährlich einige Tausend Menschen an den direkten Folgen. Wird eine Person von einem Blitz getroffen, fließen binnen Millisekunden > 300 kV durch den Körper. Dies ist mit der Spannung einer Überland-Hochspannungsleitung vergleichbar.

Verletzungen durch Strom entstehen sowohl durch Verbrennungen im Rahmen der Hitzeentwicklung, als auch durch direkte Schädigung von Körperzellen. Bei einem Blitzeinschlag können unterschiedliche Verletzungsmechanismen auftreten:

- Wird eine Person direkt vom Blitz getroffen, so enden diese Unfälle aufgrund der oben genannten massiven Schädigungen meist tödlich.
- Kommt es zu einer fortgeleiteten Einwirkung (z. B. Blitzeinschlag am Klettersteig), so können Verletzungen durch Stürze auftreten.

• Durch direkten Kontakt mit stromleitenden Gegenständen, die vom Blitz getroffen werden (nasses Seil) oder durch Kriechstrom (**Schrittspannung**) kann es zu lokalen Verletzungen kommen

8.6.1   Blitzunfall

Personen, die einen Blitzschlag erlitten haben, weisen oft charakteristische Hautveränderungen („Lichtenberg-Figuren") auf. Zusätzlich finden sich Verbrennungen an den Ein- und Austrittsstellen des Blitzes. Beides kann wegweisend sein, wenn der Unfallhergang nicht klar ist (Abb. 8.9).

Neben Verbrennung und starken Schmerzen zählen Herzrhythmusstörungen, Krampfanfälle und Lähmungserscheinungen zu den häufigsten Symptomen nach Blitzeinschlägen. Direkte Blitzeinwirkung ist häufig lebensbedrohlich und führt zur Bewusstlosigkeit oder zum Atem-Kreislauf-Stillstand

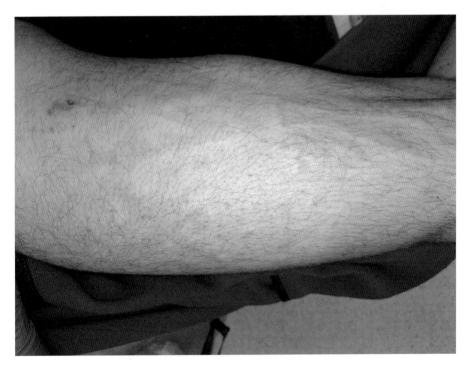

Abb. 8.9   Lichtenberg-Figur nach Blitzunfall

Maßnahmen

- crABCDE-Schema
- Sicherung der Lebensfunktionen (stabile Seitenlage bei Bewusstlosigkeit)
- Herz-Lungen-Wiederbelebung bei Atem-Kreislaufstillstand
- Keimfreie Wundversorgung bei Verbrennungen
- Wenn notwendig Versorgung nach vorliegenden Verletzungsmuster
- Notruf absetzen

8.6.2 Prävention und Verhalten bei drohendem Blitzschlag

Blitzschlag droht bei hörbarem Donner, darüber hinaus können statische Aufladung der Umgebung, Ozongeruch, statische Aufladung der Luft (zu Berge stehende Haare) und die geheimnisvollen Elmsfeuer Anzeichen eines unmittelbar bevorstehenden Blitzschlages sein. Die statistisch größte Wahrscheinlichkeit für einen Blitzunfall besteht in den Spätnachmittagsstunden der Sommermonate.

Verhaltensregeln

- **30-30-Regel**: deutlich erhöhtes Risiko eines Blitzschlags, wenn der zeitliche Abstand zwischen Blitz und Donner weniger als 30 Sekunden beträgt (also weniger als 10 km entfernt ist). Bei Donner in Hörweite Schutz suchen und erst 30 min nach dem letzten Donner wieder ins Freie gehen!
- Fahrzeuge (*Faraday'scher Käfig*), große Gebäude, Höhlen, Schluchten und dichte Waldflächen bieten solchen Schutz, Hochsitze meiden!
- Freistehende Objekte, Gipfel, Geländer, Seile meiden!
- In Gruppen nicht zu dicht zusammenstehen (6 m Abstand zueinander minimiert die mögliche Opferzahl)!
- Wanderstöcke, Steigeisen und metallische Kletterausrüstung ablegen!
- Auftrittsfläche minimieren, keine großen Schritte (**Schrittspannung – Blitzschritteffekt vermeiden**)!
- Kauerstellung einnehmen, die Ohren zuhalten (Abb. 8.10)!

> Die zum Teil herrschende Empfehlung, sich vom Seil zu lösen, ist wegen der drohenden Absturzgefahr höchst umstritten und sollte nicht angewendet werden! Im Klettersteig ist der Sicherungspunkt fernab des Stahlseils zu wählen.

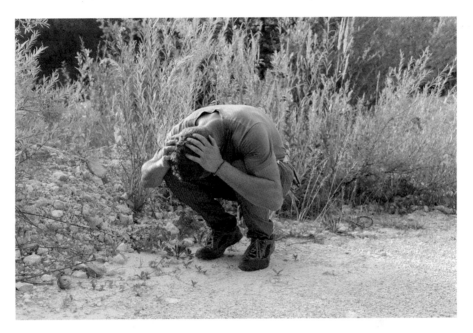

Abb. 8.10   Kauerstellung

8.7   Kleine Blessuren und Wehwehchen

Auch kleine Verletzungen haben das Potential, auf Touren oder Expeditionen über den Erfolg der Unternehmung mitzuentscheiden. Deshalb ist auch auf sie großes Augenmerk zu legen (Abb. 8.11).

8.7.1   Hautblasen

Hautblasen entstehen durch Reibung und Wärme an druckbelasteten Stellen im Schuh, wobei anfänglich Schmerzen und Rötung auftreten und sich später die typische flüssigkeitsgefüllte Blase ausbildet. Bei anhaltender Belastung platzt diese auf, die Haut geht ab, es kommt zu stärkeren Schmerzen und eventueller Entzündung.

In Ruhephase ohne Druck bildet sich am Blasengrund ein Wundschorf, der zur Heilung führt.

Sein Schuhwerk gut einzulaufen, Reibung durch hochwertige und trockene Socken zu vermeiden und bei Fußfehlstellungen Einlagen zu tragen, hilft vorbeugend. Außerdem sollten die Füße gepflegt, das heißt regelmäßig auf offene Hautstellen kontrolliert, mit Cremes behandelt und überstehende Zehennägel geschnitten sein.

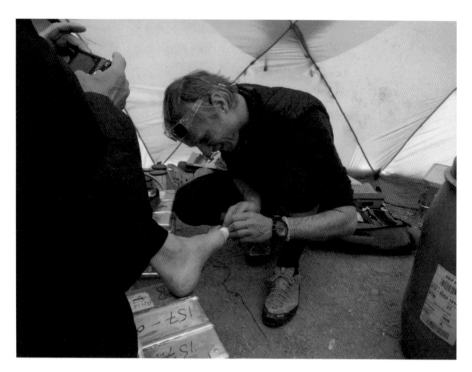

Abb. 8.11 Hautblasen versorgen

Wenn während der Belastung Schmerzen auftreten, können die geröteten Druckstellen getapt oder mit Pflastern versorgt werden. Wenn bereits Blasen vorliegen, sollen sie nicht aufgestochen oder entfernt werden, da die Flüssigkeit und die darüber liegende Hautschicht die Heilung fördert.

Spätestens dann und wenn starke Rötung sowie schmieriger Belag auftreten, sollte der Fuß nicht mehr belastet, die Wunde sauber gehalten und mit salbenhaltigen nicht klebenden Wundauflagen behandelt werden.

8.7.2 Nagelhämatom

Ein durch Schuhdruck, Prellung oder Einklemmung blau unterlaufener Finger oder Zehennagel verursacht einen pochenden, stark und rasch zunehmender Schmerz.

Verursacht wird dies durch einen Bluterguss mit ansteigendem Druck unter dem Nagel.

Die Therapie besteht in einem Anbohren des Nagels, indem eine Sicherheitsnadel mit einem Feuerzeug erhitzt, also keimfrei gemacht, und der Nagel im blauen Bereich durchbohrt wird.

Im Anschluss an die schmerzbefreiende Druckentlastung erfolgt die Anlage eines sauberen, trockenen Verbandes.

8.7.3 Hautwolf

Hautwolf entsteht an der Oberfläche von Hautfalten durch Reibung und Schwitzen.

Bevorzugte Stellen sind der Genitalbereich sowie Brustwarzen, Achsel und Nabel.

Pilze und Bakterien können die Entzündung fördern.

Typische Symptome sind Rötung, Schwellung und Juckreiz.

Vorbeugend sollten gefährdete Stellen trocken gehalten werden.

Zu empfehlen ist neben der Körperhygiene eine gut anliegende, atmungsaktive Bekleidung, die schnell trocknet.

8.7.4 Fieberblasen

Sind durch Herpesviren verursachte Bläschen an der Haut. Die Übertragung erfolgt durch direkten Kontakt über Tröpfchen oder Küssen, meist schon im Kindesalter.

Eine spätere Reaktivierung der Viren führt zu Fieberblasen. Meist beginnt dies mit Kribbeln, Jucken, Spannen an den Lippen und wird vom Auftreten der typischen Blasen gefolgt.

Beim Bergsteigen ist vor allem die Sonnenexposition ausschlaggebend, weshalb neben Sonnenschutz auch antivirale Cremes in frühen Stadien Linderung schaffen.

8.7.5 Muskelkater

Wird durch eine für den Körper ungewohnte starke Muskelbelastung ausgelöst.

Er tritt meist einen Tag später auf und ist durch Mikroverletzungen in der Muskulatur verursacht. Als Zeichen einer Fehlbelastung sollte Muskelkater durch entsprechend angepasstes Training und Erholung nach dem Sport vermieden werden.

Langsam wiederbeginnende Belastung fördert den Muskelstoffwechsel, während Ruhe die Symptome verlängert.

8.7.6 Muskelkrämpfe

Stellen ein äußerst schmerzhaftes unwillkürliches Zusammenziehen von Skelettmuskeln bei Belastung dar.

Die Ursache ist hauptsächlich der Flüssigkeitsmangel oder eine Elektrolytstörung bei unangepasstem Trainingszustand und Ausdauerbelastung.

Vorbeugend gilt es, genug zu trinken, bei langdauernder Belastung auch Elektrolyte zuzuführen.

Wenn ein Krampf auftritt, hilft es, die Belastung zu reduzieren und – wenn möglich – den Muskel zu dehnen.

8.7.7 Zahnverletzungen

Beim Ausschlagen eines Zahnes kann dieser in feuchtem Medium eine gewisse Zeit erhalten werden, der Zahnarzt kann ihn später replantieren und schienen. Die beste Aufbewahrung dazu ist die von Speichel umgebene Mundhöhle.

Gebrochene Kronen sollten aufbewahrt werden, um sie später eventuell zu kleben.

Wunden an Mundschleimhaut, Zunge oder Lippeninnenseite heilen meist auch ohne Naht sehr rasch und gut.

8.7.8 Nasenbluten

Ist eine meist harmlose und selbstregulierende Blutung aus einem Gefäßgeflecht im vorderen Anteil der Nasenscheidewand (*Locus Kiesselbach*).

Neben Verletzungen können heftiges Schnäuzen, Schnupfen, blutverdünnende Medikamente oder eine angeborene Neigung zu Nasenbluten führen.

Den Kopf nach vorne zu beugen und den Oberkörper aufzurichten sowie Druck auf die Nasenflügel mit Daumen und Zeigefinger auszuüben, bringt die Blutung zum Stehen.

8.7.9   Sonnenbrand

Der Sonnenbrand ist eine thermische Schädigung der Haut, ausgelöst durch die ultraviolette (UV-) Strahlung der Sonne. Wie bei der Erfrierung ist die Schädigung abhängig von der Intensität und der Einwirkdauer der Strahlung, sie entspricht einer Verbrennung der Haut ersten bis zweiten Grades. Die Symptome entstehen in der Regel wenige Stunden nach der Bestrahlung und äußern sich in Rötung, Juckreiz, Hitzegefühl, Schmerzen, bis hin zur Blasenbildung. Die thermischen Schädigungen am Auge werden in Abschn. 8.4 beschrieben.

Die Verbrennungen heilen zumeist folgenlos ab und führen selten zu Narben, der kindliche Sonnenbrand ist jedoch als Risikofaktor für die Entstehung von Hautkrebs anzusehen.

Die Intensität der Einstrahlung wird am Wasser oder auf Schnee und am Gletscher, speziell bei diffusen Lichtverhältnissen (Nebel), generell meist unterschätzt, auf die (wiederholte) Anwendung von Sonnenschutzmitteln (Cremen, Lipstick) mit hohem Lichtschutzfaktor (LSF > 50) und Sonnenschutz ist unbedingt zu achten.

Maßnahmen

- Weitere Exposition vermeiden
- Kühlung
- Blasen nicht eröffnen, sauber und keimfrei verbinden

Weiterführende Literatur

Davis C, Engeln A, Johnson E (2014) Wilderness medical society practice guidelines for the prevention and treatment of lightning injuries: 2014 update. Wilderness Environ Med 25:86–95

Olasveengen TM, Semeraro F, Ristagno G et al (2021) European resuscitation council guidelines 2021: basic life support. Resuscitation 161:98–114

Österreichisches Kuratorium für alpine Sicherheit – Sicherheit im Bergland (2016) Jahrbuch 2016 – Sicherheit im Bergland. Eigenverlag

Schobersberger W, Leichtfried V, Mueck-Weymann M et al (2010) Austrian moderate altitude studies (AMAS): benefits of exposure to moderate altitudes (1,500–2,500 m). Sleep Breath 14:201–207

Süss J (2007) Zecken: Was man über FSME und Borreliose wissen muss, 1. Aufl. Hugendubel. ISBN 10:3720550060

9

Psychische Aspekte am Berg

Stefan Heschl und Tobias Huber

S. Heschl
Universitätsklinik für Anästhesiologie und Intensivmedizin, Graz, Österreich
e-mail: stefan.heschl@bergrettung-stmk.at

T. Huber(✉)
Salzkammergut Klinikum Vöcklabruck, Institut für Anästhesie u. Intensivmedizin,
Vöcklabruck, Österreich
e-mail: tobias.huber@bergrettung.at

© Springer-Verlag GmbH Deutschland, ein Teil von Springer Nature 2022
T. Huber et al., *Erste Hilfe in den Bergen*, https://doi.org/10.1007/978-3-662-65054-7_9

„Nicht der Berg ist es, den man bezwingt, sondern das eigene Ich."
Sir Edmund Hillary, neuseeländischer Bergsteiger und Erstbesteiger des Mount Everest

Die Berge können in ihrer Schönheit große Emotionen hervorrufen, sie sind „großes Kino". In Notfallsituationen kann im Gebirge aber durch Wetter, Steinschlag, Abgeschiedenheit oder andere Umweltfaktoren auch ein großer emotionaler Stress entstehen, bei Betroffenen und Helfern gleichermaßen. Weil diese zusätzlichen Gefahren auf uns einwirken und wir auf uns allein gestellt sind, kann dieser Stress im Notfall zu Überforderung führen.

Wir haben aber auch Möglichkeiten, diesen Stress zu erkennen und entsprechende Maßnahmen zu setzen, um ihn zu reduzieren. Das Wissen um die psychischen Aspekte eines alpinen Notfalls und ein sorgsamer Umgang mit den Ängsten und Nöten von Verunfallten und Betroffenen in der Gruppe können für alle Beteiligten zur besseren Bewältigung und Verarbeitung von schwierigen und belastenden Situationen führen.

Die primären Opfer eines akuten Ereignisses sind die direkt davon Betroffenen oder Geschädigten, zu den sogenannten sekundären Opfern zählen aber neben den Angehörigen und Augenzeugen eines Ereignisses auch die Helfer.

9.1   Psychische Erste Hilfe

Jeder Notfall in den Bergen stellt für die Beteiligten – Opfer, Helfer, die Tourengruppe, Augenzeugen oder Zuseher gleichermaßen – eine oft nicht unbeträchtliche Stresssituation dar. Man kann sich gut vorbereiten, kann durch Ausbildung, Planung und Ausrüstung vieles vermeiden und die technischen oder medizinischen Skills entsprechend gut beherrschen. Die emotionalen Aspekte der oft sehr komplexen Situationen sind schwerer fassbar und vielfach verwirrend.

In so einer Situation ist es entscheidend, alle Beteiligten bestmöglich zu motivieren und ein Team zu bilden, um an der Entscheidungsfindung und bestmöglichen Versorgung und Rettung mitzuwirken. Zum einen kann es notwendig sein, dass alle, wenn möglich auch der Verunglückte, „anpacken" müssen, zum anderen verringert sich dadurch das Gefühl der Hilflosigkeit, wenn jeder etwas zum Meistern der Situation beitragen kann.

Die grundlegenden Verhaltensregeln im Umgang mit verletzten und erkrankten Menschen werden „Psychische Erste Hilfe" genannt. Diese Regeln sind auch für den Bergsportbereich gut untersucht und praktikabel, nicht zuletzt ist man bei Notfällen im alpinen Raum oftmals auf sich allein oder auf die Gruppe gestellt und muss die Situation mitunter ohne Hilfe von außen lösen.

Die folgenden Regeln der Psychischen Ersten Hilfe geben uns die Möglichkeit, eine respekt- und vertrauensvolle Beziehung mit jenen in Not Geratenen herzustellen, die unserer Hilfe bedürfen. Bei der Betreuung von Freunden und Familienmitgliedern aus der eigenen Gruppe erscheinen diese Grundregeln selbstverständlich, banal und überflüssig. Trotzdem sollte man sie beherzigen, mitunter kann es erforderlich sein, seine Hilfe und Betreuung auch anderen anzubieten.

Personengruppen, die einen besonders sensiblen Umgang erfordern, sind Kinder, Menschen mit Einschränkungen, ältere Menschen und Menschen aus anderen Kulturen oder zu denen eine Sprachbarriere besteht.

9.1.1 Die alpinen Grundregeln der Psychischen Ersten Hilfe

Ist es in einer Notlage erforderlich, als Helfer tätig zu werden, können die folgenden Grundregeln im Umgang mit den Betroffenen hilfreich sein. Um dem eigenen aufkommenden Stress entgegenzuwirken, sind lange tiefe Atemzüge hilfreich.

Sage, dass du da bist, wer du bist und was geschieht!

Die Fähigkeit des Helfers, Kompetenz auszustrahlen und in einer Notsituation überlegt zu handeln, ist eine wichtige Hilfe, ein vertrauensvolles Verhältnis mit denjenigen herzustellen, denen wir helfen und beistehen wollen.

Je dringlicher die Situation jedoch, je stärker die Schmerzen oder wenn lebensrettende Sofortmaßnahmen vorrangiger erscheinen, desto mehr haben bedürfnisorientierte Aspekte wie Schmerzlinderung, Schonung, Beruhigung und Ermutigung Vorrang vor einer ausführlichen und korrekten Begrüßung. Das „Du" scheint im alpinen Umfeld (das Sprichwort sagt über 1000 m Seehöhe) oftmals akzeptierter und angebrachter als anderswo, man sollte dies jedoch nicht als gegeben erachten und es trotz allem mit Vorsicht verwenden.

Suche oder biete vorsichtigen Körperkontakt!

Körperkontakt kann vielen Menschen Trost und Stütze sein, für andere ist es aber eine weitere Verletzung der Intimsphäre, die durch die Notsituation, die Verletzung oder Erkrankung ohnedies bereits verletzt ist. Durch eine vorsichtige Berührung an Hand oder Schulter kann man herausfinden, ob dies als störend empfunden wird, Anhalten lassen ist ebenso eine gute Möglichkeit, die zusätzlich die Autonomie des in Not Geratenen stärkt. Besonders vorsichtig und respektvoll sollte man bei jungen Erwachsenen sein, streicheln sollte vermieden werden.

Zum Körperkontakt gehören auch – immer nach Ankündigung – körperliche Untersuchung, schmerzarme oder bequeme Lagerung, Schutz vor Witterung oder zu trinken zu geben.

Sprich, informiere und höre zu!

Den Kontakt aufrecht zu halten und auf Augenhöhe zu kommunizieren, gehört zu den Grundsätzen der Notfallkommunikation. Im Blickfeld des Verunfallten zu stehen, bergab oder kniend, erleichtert die Kommunikation, schafft Vertrauen, wechselnde Ansprechpartner sollten vermieden oder wenn nötig angekündigt werden.

Der Verletzte oder Erkrankte wird damit über die Situation und das weitere Vorgehen informiert, gleichzeitig kann er dauerhaft in seinen Lebensfunktionen überwacht werden. Gute Kommunikation schafft somit Sicherheit für beide Seiten.

Kritische Gespräche über den in Not Geratenen, über einen möglichen Unfallhergang, Schuldzuweisungen, Prognosen aber auch Beschönigungen sollten vermieden werden, ein Notruf sollte außerhalb der Hörweite des Betroffenen abgesetzt werden. Alles, was man sagt, muss wahr sein, aber nicht alles Wahre muss gesagt werden.

Akzeptiere unnormales Verhalten in einer außergewöhnlichen Situation!

Ein Notfall in den Bergen trifft jeden unvorbereitet. In einer Notsituation sind die Betroffenen in einer Ausnahmesituation, in der die normalen Bewältigungsstrategien oft nicht mehr greifen. Diese Überforderung kann zu scheinbar unpassendem und paradoxem Verhalten führen, zu irrationalen Entscheidungen, Rückzug, Weglaufen, Unverständnis oder Ablehnung dem Helfer gegenüber.

Geduldig, respektvoll und einfühlend, aber klar muss der Umgang mit dem Verunfallten sein, um in so einer Situation die Kontrolle zu bewahren und handlungsfähig zu bleiben. Dieses Verhalten ist für den Moment so zu akzeptieren.

Respektiere und schütze die Privatsphäre!
Die Intimsphäre des Verletzten oder Erkrankten ist auch im Gebirge unbedingt zu wahren. Am Wanderweg und auf der Skipiste muss er von Schaulustigen abgeschirmt werden. Gegebenenfalls kann man diese Tätigkeit auch auslagern und jemanden der Zuschauer bitten, die anderen auf Distanz zu halten und zum Weitergehen oder -fahren aufzufordern.

Privates Fotografieren stellt einen Einschnitt in die Patientenrechte dar und ist zu unterlassen.

9.2 Stress

Alpine Notfälle können einschneidende Erlebnisse darstellen. Die eigene Wahrnehmung und Interpretation des Erlebten sind sehr subjektive Vorgänge, ein jeder erlebt und verarbeitet sie anders.

Ein entscheidender Faktor bei der Verarbeitung des Erlebten ist die Resilienz. Diese psychische Widerstandsfähigkeit beschreibt die Fähigkeit eines Individuums, negative Erlebnisse und Krisen mit Hilfe persönlicher und sozial vermittelter Ressourcen oder Tools zu bewältigen. Sie ist abhängig von Persönlichkeit und Umfeld, lässt sich aber gezielt fördern.

Stress ist eine unspezifische Reaktion des Körpers auf psychische oder physische Belastungen und ergibt sich aus dem Ungleichgewicht zwischen den Anforderungen einer Situation und den für die Bewältigung notwendigen Ressourcen. Stress kann zwar durchaus positiv auf uns einwirken (*Nervenkitzel*), wird aber in ungewohnten Situationen meist negativ, im Extremfall traumatisierend wirken.

Stress kann positiv beeinflusst, also reduziert werden durch Wissen, Erfahrung und Fertigkeiten, welche sowohl eigene Strategien als auch Hilfen von außen aktivieren können. Durch Angst und übersteigerte Erwartungen kann Stress jedoch auch (oft unbewusst) gesteigert werden. Stress kann akut entstehen oder sich chronisch, zunächst unbemerkt, entwickeln.

9.2.1 Stressreaktion

Durch Hormone und Neurotransmitter werden dabei im Körper Reaktionen in Gang gesetzt, die zu einer Steigerung der Atem- und Pulsfrequenz führen, den Blutdruck erhöhen und Zucker und andere Substrate im Blut bereitstellen. Gleichzeitig werden Verdauung und Sexualfunktion gedrosselt, die

Blutgerinnung in erhöhte Bereitschaft versetzt – also Anpassungen, die bei der Bewältigung der Stresssituation helfen sollen.

Auf Dauer wirkt dieses „unter Strom stehen" krankheitsfördernd. Wenn nach einem belastenden Ereignis der Stress nicht mehr abgebaut werden kann, kann es sowohl zu körperlichen Beschwerden wie Bluthochdruck, Magen- und Verdauungsbeschwerden, Infektanfälligkeit und Schlafstörungen kommen, als auch zu emotionalen Beeinträchtigungen wie verändertem Ess-, Trink- und Rauchverhalten, Ängsten, wiederkehrenden, sich aufdrängenden Bildern, Schreckhaftigkeit, Abstumpfung oder Rückzug.

Substanzmissbrauch, Depressionen, aber auch (auto-)aggressives Verhalten können die Folge sein.

9.2.2 Strategien zur Stressbewältigung

Um Stress schneller abklingen oder gar nicht erst entstehen zu lassen, eignen sich viele Betätigungen, zu unterschiedlich sind die individuellen Bedürfnisse und Interessen, wenn es darum geht, die eigene seelische Gesundheit zu stärken, zu erhalten oder wiederzuerlangen.

Maßnahmen

- Sport
- Kreative Betätigung (Malen, Basteln, Musik etc.)
- Spirituelle Beschäftigung (Religion, Philosophie)
- Entspannungstechniken (Atemtechnik, Muskelentspannung, autogenes Training etc.)
- Beratung und Information (durch Arzt, psychosoziale Einrichtungen, Seelsorger)
- Gesunde Ernährung und Vermeidung von Suchtmitteln

> Stressreaktionen klingen in der Regel nach 1–2 Wochen ab. Dauern sie länger an, sollte professionelle Hilfe in Anspruch genommen werden. Bestehen sie über mehrere Monate hinweg, kann eine posttraumatische Belastungsstörung (PTBS) vorliegen.

9.2.3   Anlaufstellen im Krisenfall

Im Akutfall können psychosoziale Dienste erste Anlaufstellen für alle Formen psychischer Probleme sein, ebenso bei länger anhaltenden Stressreaktionen nach einem psychischen Trauma. In der DACH-Region bietet die Plattform (http://www.krisenintervention-psnv.de) eine Übersicht über regionale psychosoziale Angebote und Krisenintervention.

In Deutschland bietet auch z. B. das „Netz psychische Gesundheit" (https://www.psychenet.de/de/hilfe-finden.html) einen Überblick über Kontaktmöglichkeiten.

In Österreich ist z. B. der „Notfallpsychologische Dienst Österreich" (+43 699 18855400; https://www.notfallpsychologie.at) oder auch die Plattform Krisenintervention/Akutbetreuung (https://plattform-akutbetreuung.at) eine mögliche Anlaufstelle.

In der Schweiz bietet „Die Dargebotene Hand" (http://www.143.ch) auch über die Notrufnummer 143 Hilfe in akuten Krisen an.

9.3   Kommunikation

In einer Notfallsituation herrscht meist bei allen Beteiligten, also sowohl Helfer als auch Patient, ein deutlich erhöhtes Stressniveau vor. Dies äußert sich nicht zuletzt in einer deutlich herabgesetzten Wahrnehmung der Gesamtsituation („Scheuklappenblick"), was häufig die Ursache für Missverständnisse ist. Eine klare Kommunikation ist daher im Notfall entscheidend.

Die wichtigste Regel erscheint recht banal, nämlich dass überhaupt kommuniziert werden soll. Ein offener Informations- und Gedankenaustausch unter den Beteiligten ist wichtig, um alle mit dem gleichen Wissensstand auszustatten (*shared mental model*) und einen komplexen und dynamischen Prozess, sowie die notwendigen Maßnahmen für alle, verständlich zu machen.

Es sollte im Notfall eine laute, klare und verständliche Sprache mit direkten und unmissverständlichen Angaben erfolgen (z. B. „Peter, du rufst 140 an und setzt den Notruf ab!" ist immer besser als „Wir müssen Hilfe rufen!"). Ein weiterer wichtiger Aspekt ist das Bestätigen erhaltener Informationen bzw. Anweisungen im Sinne einer sogenannten *„closed loop communication"* (z. B. als Fortführung des obigen Beispiels: „Jawohl, ich setzte sofort den Notruf unter 140 ab.")

Weiterführende Literatur

Bürkle C, Egger A, Haselbacher M et al (2018) Handbuch Medizin des Österreichischen Bergrettungsdienstes, 1. Aufl. Eigenverlag, Wien. ISBN:
978-3-200-05962-7

Burtscher M, Egger A, Fraunbaum C et al (2020) Kuratorium für Alpine Sicherheit,
6. Aufl. Erste Hilfe Fibel. Eigenverlag, Innsbruck

Ladenbauer W (2001) Präsentation des Wissenschaftsprojekts: Psychische Erste Hilfe
bei Bergunfällen. Kongressband „Psyche & Berg", Wien, S 107–115

Lasogga F, Gasch B (2011) Notfallpsychologie, 2. Aufl. Springer, Heidelberg. ISBN:
9783540716259

Moecke H, Marung H, Oppermann S (2012) Praxishandbuch Qualitäts- und Risiko-
management im Rettungsdienst, 1. Aufl. Medizinisch Wissenschaftliche Verlags-
gesellschaft, Berlin. ISBN: 978-3-941468-73-3

Rall M, Gaba DM, Howard SK et al (2009) Human performance and patient safety.
Miller's Anesthesia, 7. Aufl. Elsevier, Amsterdam. ISBN: 9780323596046

10

Notfälle bei Kindern

Josef Burger

J. Burger (✉)
Abt. für Pädiatrie, Bezirkskrankenhaus Lienz, Lienz, Österreich
e-mail: landesarzt@bergrettung.tirol

© Springer-Verlag GmbH Deutschland, ein Teil von Springer Nature 2022
T. Huber et al., *Erste Hilfe in den Bergen*, https://doi.org/10.1007/978-3-662-65054-7_10

„Gib jedem Tag die Chance, der schönste deines Lebens zu werden."
Mark Twain, amerikanischer Schriftsteller

Mit Kindern in die Berge – unbedingt! Der nächsten Generation die Welt von oben zu zeigen, kann für alle unbeschreiblich schöne Momente bedeuten und nicht zuletzt den Grundstein für lebenslange Freude am Bergsport legen. Darüber hinaus werden im Kindes- und Jugendalter wichtige Fertigkeiten wie Trittsicherheit, Schwindelfreiheit und Ausdauer oft besser erlernt als dies als Erwachsener möglich ist.

Umso mehr bedeutet dies aber, ganz genau seine eigenen Fähigkeiten und Grenzen zu kennen, wenn man für andere Verantwortung übernehmen und ein positives Bergerlebnis für alle verwirklichen soll (Abb. 10.1).

Notfälle, bei denen Kinder betroffen sind, gehören immer zu den besonderen Herausforderungen. Zum Glück sind sie selten, dies führt jedoch auch dazu, dass der Umgang mit kranken oder verletzten Kindern meist ungewohnt bleibt. Ein Kindernotfall verursacht deshalb großen emotionalen Stress bei allen Beteiligten – Helfern wie Eltern!

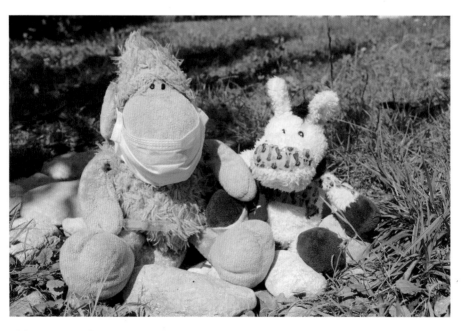

Abb. 10.1 Notfälle bei Kuscheltieren

10.1   Besonderheiten des Bergsteigens mit Kindern

> **Wichtig**
>
> Kinder gehen nicht mit den Erwachsenen in die Berge, Erwachsene begleiten Kinder!

Kinder sind keine kleinen Erwachsenen!

Flüssigkeit: Säuglinge haben eine doppelt so große Körperoberfläche pro kg Körpergewicht wie Erwachsene, dieses Verhältnis verschiebt sich im Laufe des Heranwachsens, aus diesem Grund kühlen Kinder aber wesentlich schneller aus und benötigen mehr Flüssigkeit als Erwachsene.

Sonnenschutz: Die UV-Strahlung nimmt in der Höhe zu, 1–2 Sonnenbrände im Kindesalter verdoppeln das Hautkrebsrisiko!

Verhalten ernst nehmen: Übermäßige Unruhe des Kindes ist ein Warnsymptom, das den sofortigen Abstieg nahelegen sollte.

10.1.1   Richtige Tourenplanung mit Kindern

Bergtouren können für Kinder prägende Erlebnisse darstellen und anhaltende Erinnerungen hinterlassen. Es gilt aber, einige wichtige Grundsätze zu beachten, damit eine Aktivität auch dem Entwicklungsstand des Kindes entsprechend gewählt werden kann:

- Richtige Tourenwahl (Dauer – Schwierigkeit – Können) und genaue Kenntnisse der Route – abwechslungsreiche Rundwege werden bevorzugt
- Evtl. kurze Klettereinlagen: Kinder haben eine natürliche Lust am Klettern, Klettern fördert die Körperkoordination (therapeutisches Klettern), erfordert aber sehr gute Sicherungskenntnisse von den Eltern
- Ablenkung (Geschichten erzählen, Blumen erklären etc.)
- Vernünftige Geschwindigkeit
- Häufige Pausen im Auf- und Abstieg, viel trinken
- Rucksack max. 10 % des Körpergewichts
- Empfohlene Schlafhöhe ohne Anpassung: bis 2 Jahre < 2000 m; über 2 Jahre < 3000 m (Abb. 10.2)

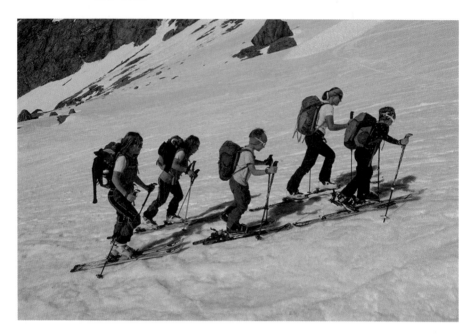

Abb. 10.2 Auf Skitour mit Kindern

10.1.2 Umgang mit kindlichen Patienten (Psychische Erste Hilfe)

Im Umgang mit Kindern gilt es, einige Gesprächsgrundsätze zu beachten, um einen vertrauensvollen Eindruck zu machen und beruhigend auf das Kind einwirken zu können. Dies gilt insbesondere für das verletzte oder erkrankte Kind:

- Ruhige, tiefe Stimme, langsames Sprechen
- Nur ein Helfer ist Bezugsperson
- Eltern immer miteinbeziehen, nie wegschicken
- Kinder mit „du" und Vornamen ansprechen
- Alle Maßnahmen dem Entwicklungsstand des Kindes entsprechend erklären, niemals lügen („tut nicht weh"), zuhören

10.2 Besonderheiten bei Unfällen im Kindesalter

Kinder sind keine kleinen Erwachsenen. Notfälle mit Kindern weisen einige Besonderheiten auf:

- Störungen der Atmung stellen die wichtigste Ursache für Notfälle bei Kindern dar!
- Blutungen führen rascher als beim Erwachsenen zu schweren Schockzuständen
- Kinder kühlen schnell aus, darum ist ein sehr gutes Wärmemanagement unbedingt nötig
- Beruhigen und Begleiten sind wichtige Schmerz- und Schockprophylaxe

10.2.1 Verbrennung und Verbrühung

Verbrennungen und Verbrühungen zählen zu häufigen Unfällen im Kindesalter. Das schnelle Erkennen der Notfallsituation ist hier wichtig.

Maßnahmen

- Betroffene Körperteile anfangs ca. 10 Minuten mit handwarmem Wasser kühlen
- Den Körper jedoch vor Unterkühlung schützen
- Anschließend keimfrei verbinden
- KEINE Salben oder Hausmittel verwenden

10.2.2 Prellung/Zerrung/Verstauchung/Knochenbruch

Durch Anprall bestimmter Körperteile im Rahmen eines Unfalls kommt es regelmäßig zu Verletzungen der Weichteile an Muskeln und Gelenken. Typische Anzeichen sind Schwellung, Schmerzen, Blaufärbung der betroffenen Stelle.

Maßnahmen

- Ruhigstellung
- Kühlung der betroffenen Stelle soweit toleriert

10.2.3 Kopfverletzungen

Die Kopfverletzung zählt zu den häufigsten Verletzungen im Kindesalter, allerdings stellen Gehirnerschütterung und kleinere Wunden den größten Anteil davon. Die Gehirnerschütterung geht oft mit einer kurzen Bewusstlosigkeit nach dem Unfall einher. Das Kind ist in diesem Fall jedoch wenige Minuten später wieder wach und zunehmend orientiert. Sollte die Bewusstlosigkeit länger andauern, muss von einer schweren Kopfverletzung ausgegangen werden.

Maßnahmen

- Beurteilung nach crABCDE-Schema
- Regelmäßige Kontrolle der Atmung und Kreislauffunktion
- Offene Kopfverletzungen keimfrei versorgen
- Observanz auch des nicht Bewusstlosen! Das Erkennen von Schockzeichen oder Wiederauftreten von Bewusstseinstrübung ist entscheidend
- Notruf absetzen

10.2.4 Brustkorbverletzungen

Verletzungen im Brustkorb präsentieren sich oftmals mit starken Schmerzen und Atemnot. Bei Mitbeteiligung der Lungen zeigt sich oft eine Blauverfärbung der Lippen (Zyanose). Die drohende Beeinträchtigung der Atmung stellt eine besondere Gefahr dar. Das Ausmaß der Verletzung ist bei Kindern, ähnlich der Bauchverletzung, am Einsatzort meist schwer feststellbar.

Maßnahmen

- Sitzende Lagerung mit erhöhtem Oberkörper
- Offene Brustkorbverletzungen keimfrei verbinden
- Notruf absetzen

10.2.5 Bauchverletzungen

Hier kommt es durch stumpfe oder spitze Gewalteinwirkung zur Verletzung der Bauchdecke oder der inneren Organe, z. B. durch Fahrradlenker oder Skistöcke sind besonders Leber und Milz häufig betroffen. Die Bauchorgane sind allesamt stark durchblutet, weshalb eine Verletzung dieser Organe mit lebensbedrohlichen Blutungen einhergehen kann.

Oftmals gehen stumpfe Bauchverletzungen auch mit untypisch milden oder verzögerten Symptomen einher.

Eine brettharte Bauchdecke, Schockzeichen wie blasses Gesicht, Bewusstseinstrübung sowie Prellmarken müssen an eine Bauchverletzung denken lassen.

Maßnahmen

- Liegende Lagerung mit angewinkelten Beinen
- Schockbekämpfung
- Vor Unterkühlung schützen
- Notruf absetzen

10.3   Erkrankungen im Kindesalter beim Bergsteigen

Erkrankungen bei Kindern im alpinen Umfeld sind selten, lebensbedrohliche Erkrankungsbilder zum Glück eine Rarität.

10.3.1   Atem-Kreislauf-Stillstand

Bei Kindern ist der Atem-Kreislauf-Stillstand eine Seltenheit. Im Unterschied zu erwachsenen Patienten ist die Ursache meist ein Sauerstoffmangel im Körper, z. B. durch Ertrinken oder Ersticken. Daraus ergibt sich, dass bei Kindern im Gegensatz zum Erwachsenen die Wiederbelebungsmaßnahmen immer mit fünf initialen Beatmungshüben begonnen werden.

Maßnahmen

- crABCDE-Schema
- Bei Atem-Kreislauf-Stillstand fünf initiale Beatmungshübe
- Bei Verfügbarkeit eines Defibrillators wird dieser sofort angeschlossen und nach dessen Anweisungen weiter vorgegangen.
- Notruf absetzen

10.3.2   Asthma – akute Atemnot

Asthma bronchiale ist eine Erkrankung der Atemwege, die mit einer Verengung der *Bronchien* und vermehrter Schleimsekretion einhergeht. 12 %

aller Kinder leiden an Asthma. Die Ursachen können, müssen aber nicht allergischer Natur sein. Kleinste Infekte können einen Asthmaanfall mit akuter Atemnot auslösen.

Typische Symptome sind Atemnot, Unruhe, Angst, erschwerte oft pfeifende (Aus-)Atmung, Blaufärbung der Lippen.

Maßnahmen

- Wenn das Kind ein Asthmaspray hat, sollte Hilfestellung bei der Verwendung gegeben werden
- Beruhigen des Kindes
- Oberkörper hoch lagern/aufsetzen
- Notruf absetzen

10.3.3 Atemwegsverlegung

Fremdkörper in den Atemwegen können diese verlegen und zu Atemnot und Sauerstoffmangel führen. Kann der Patient nicht mehr antworten, weinen/schreien oder husten, so ist die Atemwegsverlegung vollständig (Abschn. 3.3.3).

Maßnahmen

- Beruhigen
- Oberkörper hoch lagern, aufsetzen
- Bei leichter Verlegung zum weiteren Husten anregen
- Bei vollständiger Verlegung fünf Schläge zwischen die Schulterblätter
- Notruf absetzen

Weiterführende Literatur

Berghold F, Brugger H, Burtscher M (2018) Alpin- und Höhenmedizin, 2. Aufl. Springer, Wien. ISBN-10: 3709118328

Gieseler U, Ebel K, Küpper T (2009) Moderne Berg und Höhenmedizin, 1. Aufl. Alfons W. Gentner, Stuttgart. ISBN-10: 9783872476906

Kliegman R, Geme J (2019) Nelson textbook of paediatrics, 21. Aufl. Elsevier, Wien. ISBN-10: 032352950X

Van de Voorde P, Turner NM, Djakow J et al (2021) European resuscitation council guidelines 2021: paediatric life support. Resuscitation 161:327–387

11

Praktisches Arbeiten und Improvisieren im Gelände

Stefan Heschl, Tobias Huber und Markus Isser

S. Heschl (✉)
Universitätsklinik für Anästhesiologie und Intensivmedizin, Graz, Österreich
e-mail: stefan.heschl@bergrettung-stmk.at

T. Huber
Salzkammergut Klinikum Vöcklabruck, Institut für Anästhesie u. Intensivmedizin,
Vöcklabruck, Österreich
e-mail: tobias.huber@bergrettung.at

M. Isser
Österreichischer Bergrettungsdienst - Land Tirol, Telfs, Österreich
e-mail: m.isser@bergrettung.tirol

© Springer-Verlag GmbH Deutschland, ein Teil von Springer Nature 2022
T. Huber et al., *Erste Hilfe in den Bergen*, https://doi.org/10.1007/978-3-662-65054-7_11

„Wenn ich die Zivilisation hinter mir lasse, fühle ich mich sicher."
Heinrich Harrer, österreichischer Alpinist und Forschungsreisender

Für Lagerungs- und Ruhigstellungsmaßnahmen fehlt es im alpinen Gelände oft an Erfahrung und Ausrüstung. Professionelle Rettungsorganisationen arbeiten heute mit einer Vielzahl hochspezialisierter Lagerungs- und Schienungshilfen, die jedoch bei Notfällen in den Bergen oftmals nicht in der gebotenen Zeit zugänglich sind. Sehr schnell ist man hier auf Improvisation angewiesen. Durch die Vielzahl von Lagerungs- und Ruhigstellungsmaßnahmen, die sich nach der Art der Beschwerden richten, ist oftmals zusätzlich Angst im Spiel, nichts falsch zu machen.

Doch keine Sorge. Durch intelligente Nutzung der eigenen Ausrüstung und der Umgebung ergeben sich sehr vielfältige Möglichkeiten, sich zu behelfen, und letztlich richten sich fast alle Lagerungs- und Ruhigstellungstechniken nach dem Patientenwohl: Wenn Schmerzen gelindert und Symptome verbessert werden, hat man schon viel richtig gemacht!

11.1   Lagerung

Spezifische Lagerungsmaßnahmen zählen oft zu den einfachsten, aber auch effektivsten medizinischen Maßnahmen, um Patienten mit medizinischen Problemen im alpinen Gelände zu versorgen. Lagerungen können unter Ausnutzung des Geländes, mit einfachen Hilfsmitteln wie etwa Rucksäcken oder auch gänzlich ohne Einsatz unterstützender Materialien durchgeführt werden. Dabei ist zuerst entsprechend den Gefahrenzonen auf die eigene Sicherheit zu achten, dabei sind vor allem alpine Gefahren wie etwa Absturzgefahr oder Steinschlag zu berücksichtigen. Lagerungsmaßnahmen bei Lebensgefahr (z. B. stabile Seitenlage bei Bewusstlosigkeit) haben Vorrang vor weniger dringlichen Maßnahmen wie etwa Ruhigstellung. Allgemein sollte den Patienten, wenn möglich, keine Lagerung aufgezwungen werden, welche sie nicht einnehmen möchten, und es sollte die vom Patienten bevorzugte Lagerung berücksichtigt werden. Vor, während und nach Lagerungsmaßnahmen müssen die Lebensfunktionen bzw. verletzte Regionen des Patienten überprüft werden. Es darf also während der Lagerung der Patient bzw. die Gesamtsituation nicht aus den Augen verloren werden und jegliche Lagerung sollte immer zu einer Beschwerdebesserung und nicht -verschlechterung führen. Insbesondere bei kalten Umgebungstemperaturen ist auf einen adäquaten Wärmeerhalt zu achten.

In diesem Kapitel sollen die unterschiedlichen Lagerungen sowie deren Anwendungsgebiete bei verschiedenen Krankheitsbildern bzw. Notfällen anschaulich erörtert werden. Weitere Informationen zu den spezifischen Krankheitsbildern finden sich in den entsprechenden Kapiteln.

11.1.1 Kopfverletzung, Schädel-Hirn-Trauma

Um einen gefährlichen Anstieg des Hirndrucks zu vermeiden, sollte bei vermuteten Verletzungen im Kopfbereich eine Oberkörper-Hochlagerung erfolgen. Dies kann durch Ausnutzung des Geländes (Kopf hangwärts) oder durch Rucksäcke erreicht werden.

Dabei ist besonders darauf zu achten, dass die Halswirbelsäule in ihrer natürlichen Stellung und nicht abgeknickt gelagert wird. Einerseits kann dies zu einer Blutabflussstörung im Kopf und somit erst recht zu einem Anstieg des Hirndrucks führen, andererseits ist bei jedem Patienten mit einem Schädel-Hirn-Trauma (Abschn. 5.1) auch von einer begleitenden Verletzung der Halswirbelsäule auszugehen. Ist der Patient bewusstlos bzw. so stark bewusstseinseingetrübt, dass *Aspirationsgefahr* (Erbrochenes bzw. Blut fließt bei fehlenden Schutz- bzw. Schluckreflexen in die Lunge) besteht, kann und soll die Oberkörper-Hochlagerung auch mit der Seitenlage kombiniert werden (Abschn. 3.2).

11.1.2 Wirbelsäulenverletzung

Besteht der Verdacht einer Wirbelsäulenverletzung, so gilt es, Bewegungen der Wirbelsäule möglichst zu vermeiden bzw. diese nur achsengerecht durchzuführen. Dies dient in erster Linie der Verhinderung von Folgeschäden, reduziert aber gleichzeitig die Schmerzen des Patienten. Insbesondere ist darauf zu achten, dass die Wirbelsäule keinen Stauch-, Beuge- oder Drehbewegungen ausgesetzt wird.

Ist eine Drehung des Körpers notwendig, so sollte dies an Schulter und Becken gleichzeitig (*en bloc*) vorgenommen werden, um Verdrehungen der Wirbelsäule zu vermeiden. Die Technik dafür gleicht jener der stabilen Seitenlage (Abschn. 3.2).

Muss der Patient angehoben werden, hat dies durch möglichst viele Helfer zu erfolgen, um Kopf, Schultern, Becken (z. B. am Hosenbund/Gürtel) und Beine gleichzeitig anheben zu können.

11.1.3   Brustkorbverletzungen

Um die Atmung zu erleichtern, sollten Patienten mit Brustkorbverletzungen (Abschn. 5.3) mit erhöhtem Oberkörper gelagert werden. Um bei einseitigen Verletzungen die gesunde Seite vor Verlegung durch Blut zu schützen, kann der Patient auf die verletzte Seite gelagert werden, allerdings ist zu bedenken, dass eine derartige Lagerung mit erheblichen Schmerzen verbunden sein kann und möglicherweise vom Patienten schlecht toleriert wird. Dann ist der Patient entsprechend umzulagern.

11.1.4   Herz- bzw. Atembeschwerden

Patienten mit Erkrankungen des Herz-Kreislauf-Systems (Abschn. 6.1) nehmen oft von selbst eine (halb-)sitzende Lagerung ein. Damit werden eine Unterstützung der Atmung und eine Entlastung des Herzens erreicht. Dies kann noch zusätzlich durch eine Tieflagerung der Beine unterstützt werden. Auch hier sollte der Lagerungswunsch des Patienten beachtet werden.

11.1.5   Verletzungen und Erkrankungen im Bauchbereich

Bei Verletzungen und Erkrankungen im Bauchbereich nehmen die Patienten typischerweise selbst eine gekrümmte Haltung ein, um die Bauchmuskulatur zu entspannen. Dies führt automatisch zu einer Linderung der Schmerzen. Diese Lagerung kann durch eine leichte Erhöhung des Kopfes und ein Anziehen der Beine (z. B. mit einem Rucksack) erreicht werden. Diese Lagerung kann bei Bedarf bzw. bei Patientenwunsch auch in Seitenlage angewandt werden.

11.1.6   Hochlagerung der Beine

Bei Patienten mit einem durch ein medizinisches Problem stark beeinträchtigten Kreislauf kann durch eine Hochlagerung der Beine kurzzeitig eine Verbesserung der Kreislaufsituation erreicht werden. Hierzu wird der Patient flach auf dem Rücken mit erhöhten Beinen gelagert. Im Gelände kann dies unter Umständen auch durch eine Tieflage des gesamten Oberkörpers erreicht werden, allerdings bringt dies Nachteile wie eine Erschwerung der Atmung oder eine Erhöhung des Hirndrucks mit sich.

Zusätzlich ist zu bedenken, dass durch die dadurch erreichte Verbesserung des Kreislaufs noch nicht gestillte oder vor Ort unstillbare Blutungen verstärkt werden können. Deshalb sollte die Hochlagerung der Beine bei verletzten Patienten nicht angewendet werden.

Bei Patienten mit Herzbeschwerden (Abschn. 6.1), Atembeschwerden (Abschn. 6.2), Hängetrauma (Abschn. 7.2) und Unterkühlung (Abschn. 7.3) sollten ebenfalls die Beine nicht hochgelagert werden.

11.1.7 Extremitätenverletzung

Bei Verletzungen einer Extremität sollte diese flach bis leicht hochgelagert werden und eine adäquate Ruhigstellung erfolgen. Dadurch können oftmals eine ausgezeichnete Schmerzlinderung erreicht und Folgeschäden durch den anschließenden Transport verhindert werden. Die Kontrolle von Motorik, Durchblutung und Sensibilität der jeweiligen Extremität hat regelmäßig zu erfolgen (Abschn. 5.4 und Abschn. 11.3).

11.1.8 Stabile Seitenlage

Bei bewusstseinsgetrübten oder bewusstlosen Patienten wird eine stabile Seitenlage durchgeführt (Abschn. 3.2). Dadurch sollen einerseits die Atemwege offengehalten und andererseits der Patient vor einer *Aspiration* (Fließen von Erbrochenem oder Blut in die Lunge) geschützt werden. Da im Rahmen von Verletzungen mit Bewusstseinstrübung ein Wirbelsäulentrauma nicht auszuschließen ist, muss der Patient achsengerecht (ohne Verdrehung der Wirbelsäule) in die stabile Seitenlage gebracht werden. Wichtig ist die regelmäßige Überprüfung der Lebensfunktionen, um eine Verschlechterung des Gesundheitszustandes rasch zu erkennen. Insbesondere die Atmung muss genau überprüft werden, da eine nicht normale Atmung ein Zeichen eines Atem-Kreislauf-Stillstandes sein kann und in diesem Fall umgehend Wiederbelebungsmaßnahmen (wieder in Rückenlage) eingeleitet werden müssen.

11.2 Abstieg und Abtransport

Die Entscheidung zu einem selbstständigen Abstieg im Rahmen einer Erkrankung oder Verletzung im alpinen Gelände muss situativ getroffen werden. Eine Empfehlung, ob ein Abstieg noch zumutbar ist oder ein Abtransport notwendig, vorteilhaft oder in der Zusammenschau aller Faktoren überhaupt möglich ist, kann hier nicht ohne weiteres abgegeben werden, zu vielfältig sind die Einflussfaktoren. Generell kann mit einer isolierten Verletzung der oberen Extremität, falls der Verletzte sich weiter sicher (durch entsprechende Ruhigstellungsmaßnahmen) im Gelände bewegen kann, ein Abstieg durchaus erwogen werden, wenn ein Verbleiben am Notfallort durch andere Umstände (Zeitfaktor, Witterung, Dunkelheit) nachteilig erscheint.

Der Abtransport eines nicht selbst gehfähigen Patienten im unwegsamen und steilen, alpinen Gelände stellt eine große Herausforderung dar. Ohne entsprechende medizinische und technische Ausrüstung ist ein Abtransport des Patienten meist nur schwer möglich. Entsprechende Lagerungsmaßnahmen können dabei kaum beachtet werden, weshalb ein Abtransport ohne professionellen Rettungsdienst, sei es luft- oder bodengebunden, nur im äußersten Notfall behelfsmäßig erfolgen soll.

Mit Hilfe von Rettungsdecken, aber auch Rucksäcken, Biwaksäcken, Stöcken und Skiern lassen sich improvisierte Transporthilfen bauen, die jedoch meist nur für kurze Strecken taugen.

11.2.1 Transfer

Zum Transfer einer erkrankten oder verletzten Person auf eine Trage oder Unterlage gibt es mehrere Möglichkeiten. Auf eine schonende Umlagerung ist dabei immer zu achten, insbesondere bei starken Schmerzen und Verdacht auf Verletzungen der Wirbelsäule.

11.2.1.1 Log Roll

Eine Möglichkeit, ohne den Patienten aufzuheben, ist das Aufdrehen oder Aufkippen des Patienten in der Längsachse, achsengerecht (wie bei der stabilen Seitenlage) durch einen Helfer (**Log Roll**). Der zweite Helfer kann die Unterlage tief unter den Rücken schieben (nach Möglichkeit einrollen). Anschließend wir durch Drehen auf die andere Seite die Unterlage gefasst und wieder ausgerollt (Abb. 11.1).

11.2.1.2 Schaufeltragegriff

Stehen mehrere Helfer zur Verfügung, kann der **Schaufeltragegriff** angewendet werden. Dazu wird von einem Helfer der Kopf von hinten unter

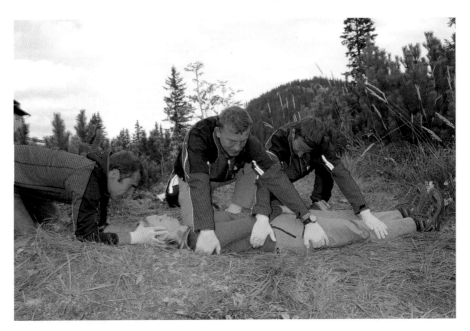

Abb. 11.1   Log Roll

den Ohren gefasst und stabilisiert. Drei Helfer positionieren sich neben dem Patienten und erfassen den Körper von unten mit beiden Armen, jeweils im Bereich der Schultern, des Beckens und der Beine. Auf Kommando des Helfers am Kopf wird der Patient aufgehoben und umgelagert (Abb. 11.2).

11.2.1.3   Brückentragegriff

Alternativ kann der **Brückentragegriff** zur Anwendung kommen. Dabei wird der Kopf des Patienten wieder von hinten durch einen Helfer stabilisiert. Drei Helfer stellen sich über den Körper und heben ihn auf Kommando an Schultern, Becken (Hosenbund) und Beinen zur Umlagerung hoch (Abb. 11.3).

11.2.2   Behelfsmäßiges Tragen und Schleifen

11.2.2.1   Tragegriffe

Zum Tragen über kurze Strecken, also zum Retten aus einem Gefahrenbereich ohne Hilfsmittel, eignet sich der **Gamstragegriff**. Dabei wird der zu Rettende über die Schultern getragen und mit einem Arm Knie und Oberarm umfasst.

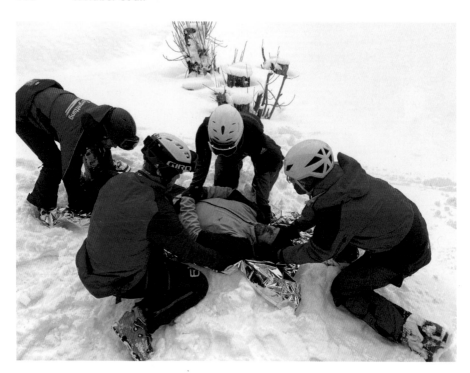

Abb. 11.2 Schaufeltragengriff

Das Aufnehmen des Verunfallten ist jedoch allein nicht ohne Übung möglich und sollte daher von einem Helfer, der aufrichtet, unterstützt werden. Auf eine gleichmäßige Verteilung der Last ist zu achten, um ein sicheres Bewegen im Gelände zu ermöglichen (Abb. 11.4).

Für ganz kurze Strecken kann auch der **Rautek-Griff** zum Einsatz kommen. Hier richtet man den zu Rettenden in eine sitzende Position auf und umfasst ihn von hinten unter den Schultern. Mit beiden Händen wird ein Arm von innen ergriffen und der Verunfallte daran aufgezogen. Im Rückwärtsgang können so einige Meter überbrückt werden (Abb. 11.5).

Da bei beiden Methoden etwaige Verletzungen der Wirbelsäule nicht berücksichtigt und nur kurze Strecken zurückgelegt werden können, sind diese nur zur unmittelbaren Rettung aus einer Gefahrenzone geeignet und nicht für einen Abtransport. Auf rückenschonendes Arbeiten ist zu achten!

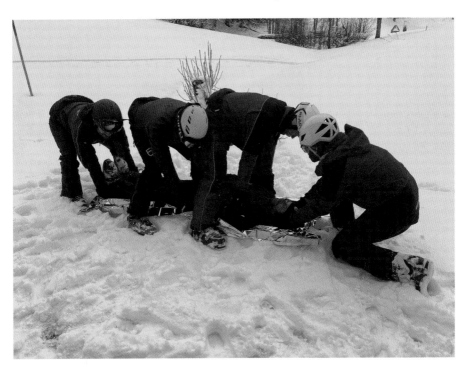

Abb. 11.3 Brückentragegriff

11.2.2.2 Tragering

Der Beckengurt eines Rucksackes, eine Bandschlinge, ein Seil oder ein Dreiecktuch eignen sich bestens für einen Tragering. Einen Tragering kann man auch mit einer Rettungsdecke herstellen, dazu wird diese im Strang verwendet, wobei die beiden Enden mittels Weberknoten verbunden werden. Dieser so entstandene Sitzring kann zum Tragen einer Person mit zwei Helfern verwendet werden (Abb. 11.6 und 11.7).

Mit zwei Rettungsdecken bzw. Ringen lässt sich eine Rucksacktrage herstellen. Dabei steigt der Patient jeweils mit einem Bein in einen Ring, dann schultert der Retter die beiden Ringe und so den Patienten wie einen Rucksack auf den Rücken (Abb. 11.8).

Bei einem liegenden Patienten bringt man zwei Ringe unter den Patienten (Schultern, Gesäß) und kann so einen Patienten transportieren.

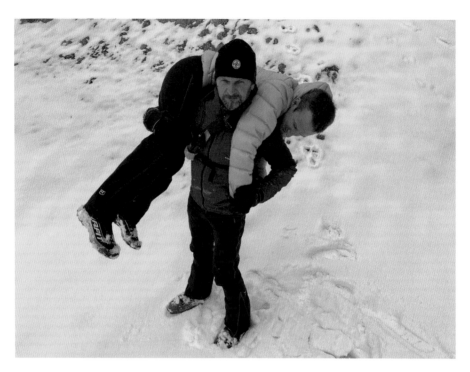

Abb. 11.4 Gamstragegriff

11.2.2.3 Behelfsmäßige Tragen

Eine behelfsmäßige Trage zum Abtransport lässt sich mit zwei starken, geschlossenen Jacken anfertigen. Dazu dreht man die Innenseite nach außen, wobei man die Ärmel innen lässt. Nun fädelt man durch die Ärmel jeweils eine Stange oder einen Ski und erhält so eine Trage.

Mit Hilfe eines Kletterseils kann man auch eine Seiltrage anfertigen (Abb. 11.9 und 11.10):

Auf die Seiltrage kann der Patient auf Skiern und dann im Biwaksack gelagert und mit diagonal über den Oberkörper laufenden Bandschlingen weiter fixiert werden.

11.2.2.4 Schleiftrage

Im Winter oder am Gletscher ist die Biwaksack-Schleiftrage eine weitere Möglichkeit, einen Patienten rasch talwärts transportieren zu können. Dabei wird der Patient im Biwaksack liegend in ein Seil geknotet und dabei je nach

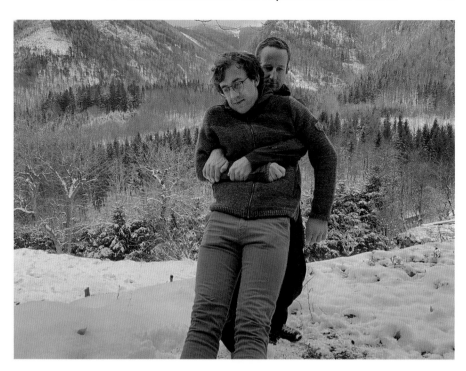

Abb. 11.5 Rautek-Griff

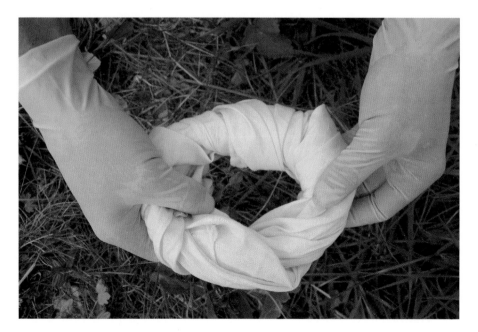

Abb. 11.6 Tragering aus Dreiecktuch

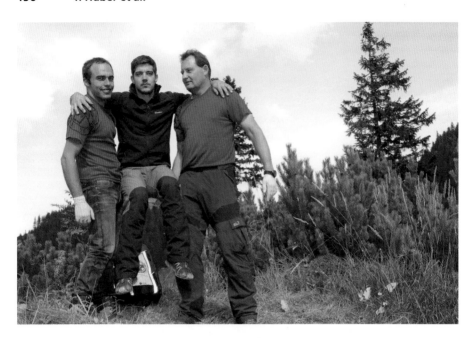

Abb. 11.7 Tragen mit Tragering und zwei Helfern

Gelände von vier Personen gezogen und stabilisiert oder nach oben am Seil gesichert abgelassen. Als Ankerpunkte dienen Steine oder Schneebälle, die mit einem Mastwurf am Biwaksack fixiert werden (Abb. 11.11).

11.3   Ruhigstellung

Gute Planung und Ausrüstung ist bei alpinen Touren unerlässlich. Doch wenn ein Unfall passiert, kommt die beste Planung an ihre Grenzen. Dann ist Improvisation gefragt.

Es lassen sich brauchbare Schienungshilfen mit allen möglichen Materialien aus dem Rucksack und in Verbindung mit einem Erste-Hilfe-Paket herstellen.

Eine gute Lagerung oder eine Unterlage bzw. Polsterung mit weichen Materialien, wie z. B. Kleidungsstücken, kann Schmerzen bereits um ein Vielfaches lindern. Die Ruhigstellung der verletzten Extremität ist ebenfalls eine sehr effektive Schmerztherapie, sollte sich die Schmerzsituation nicht verbessern, ist die Schienung zu verändern. Die Beweglichkeit, Durchblutung und Sensibilität der Extremität ist nach Schienung immer zu überprüfen.

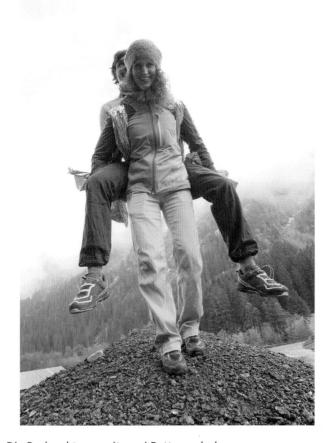

Abb. 11.8 Die Rucksacktrage mit zwei Rettungsdecken

So kann oft durch eine adäquate Ruhigstellung das Risiko von Sekundär-bzw. Folgeschäden reduziert werden und in vielen Fällen ist sie die einzige Möglichkeit, einen selbstständigen Abstieg oder auch Abtransport überhaupt zu ermöglichen.

Bei Extremitätenverletzungen mit Fehlstellungen soll eine Ruhigstellung in der vorgefundenen Position erfolgen. Ein Geraderichten (*Reposition*) der Verletzung sollte nur durch medizinisch geschultes Personal erfolgen.

Bei vermuteten Verletzungen im Bereich der Halswirbelsäule sollte keine improvisierte Ruhigstellung erfolgen, sondern der Kopf des Patienten mit den Händen gestützt und stabilisiert werden, um Bewegungen der Halswirbelsäule zu vermeiden (Abschn. 5.2).

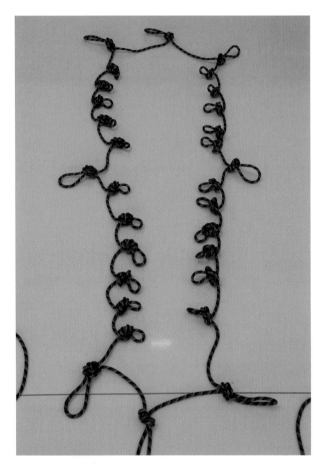

Abb. 11.9 Flechten einer Seiltrage

11.3.1 Schienung und Fixierung von Arm oder Bein

Eine Ruhigstellung erfolgt immer dann, wenn der Verdacht auf eine Fraktur beziehungsweise eine bestätigte Fraktur vorliegt. Des Weiteren sollen verletzte Gelenke, gezerrte oder gerissene Bänder und Muskeln ruhiggestellt werden. Bei Verletzungen von Knochen müssen die beiden angrenzenden Gelenke ebenfalls ruhiggestellt werden. So werden zum Beispiel bei Verletzungen am Unterarm das Handgelenk und der Ellbogen ebenfalls geschient. Bei Verletzungen von Gelenken müssen die angrenzenden Knochen mit ruhiggestellt werden. So wird zum Beispiel bei Verletzungen am Kniegelenk der Oberschenkel und der Unterschenkel geschient. Sollte es Wunden im Bereich des verletzten Beines oder Armes geben, muss von einem offenen Bruch aus-

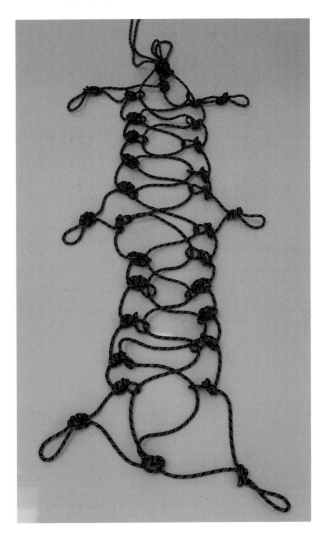

Abb. 11.10 Seiltrage nach Römer

gegangen werden. Hier muss die Wunde vor Anlage der Schienung keimfrei versorgt werden (Abschn. 5.5).

Als Material für die Schienung eines verletzten Arms eignen sich leichte Universalschienen (z. B. SAM° Splint – gepolsterte, bieg- und schneidbare Aluschienen), aber auch etwa eine gefaltete Landkarte, Zeitung, ein Skistock oder die Lawinensonde, welche mit Verbandmaterial oder alternativ mit Dreiecktuch, Rettungsdecke oder einem Schal an der verletzten Extremität fixiert werden (Abb. 11.12).

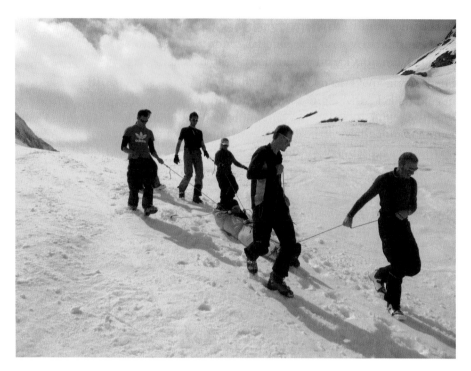

Abb. 11.11 Abstieg mit Schleiftrage

Mit dem Dreiecktuch allein oder einer Rettungsdecke aus der Rucksack-apotheke können viele Verletzungen der oberen Extremität ebenfalls ruhig-gestellt werden. Dazu zählen insbesondere Brüche des Unterarms, aber auch Ellbogenverletzungen und bedingt auch Oberarm- bzw. Schulterverletzungen.

Der Stoff des Dreiecktuchs bildet ein gleichschenkliges Dreieck mit einem rechten Winkel und zwei spitzen Winkeln. Für die Anlage am Arm wird in das Ende mit dem rechten Winkel ein Knoten geknüpft, die sich bildende Tasche wird um den Ellbogen gelegt. Die beiden spitzen Enden werden je-weils seitlich um den Hals gelegt und an einer Seite verknotet. Die Höhe des Armes kann so variiert und in einer für den Patienten angenehmen Position fixiert werden.

Wenn eine zusätzliche Stabilität notwendig ist (insbesondere bei Ver-letzungen des Oberarms und der Schulter), kann man aus einem weiteren Dreiecktuch eine sogenannte Krawatte falten. Hierfür rollt man das Dreieck-tuch etwa 5 cm breit vom rechten Winkel aus Richtung Basis zu einem Band. Dieses führt man um das Dreiecktuch oberhalb des Armes und um den Ober-körper des Patienten, verknotet es und schient somit die gesamte obere Extremität am Körperstamm. Gerade wenn der Patient selber gehen soll,

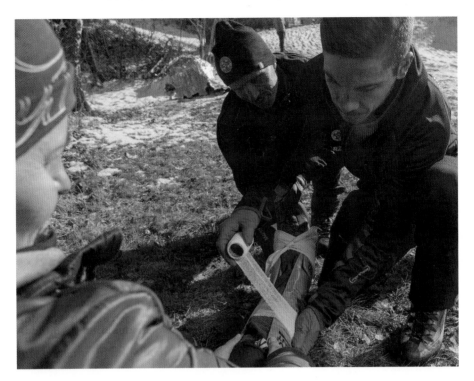

Abb. 11.12 Schienung mit Universalschiene

kann so ein schmerzhaftes Pendeln des verletzten Armes verhindert werden (Abb. 11.13).

Bei Verwendung einer Rettungsdecke umschlägt man den betroffenen Arm mit einer ausgefalteten Decke und verknotet die beiden Enden am Schulterblatt, mit einer zweiten Rettungsdecke im Strang kann der Arm am Körper fixiert werden.

Mit der eigenen Oberbekleidung kann man ebenfalls eine einfache, schnelle und sehr effektive Form der Fixierung des Armes herstellen. Dabei nimmt man die angezogene Jacke beim Bund und stülpt diese über den verletzten Arm nach oben. Bei manchen Jacken kann man mittels Kordelzug am Bund die Fixierung noch zusätzlich verstärken. Es eignen sich in der Regel alle Jacken und Pullover mit einem Bund (Abb. 11.14).

Viele Verletzungen der unteren Extremität, etwa ein Bruch des Unterschenkels oder eine Knieverletzung, können nur mit provisorischen Hilfsmitteln ruhiggestellt werden. Hierzu können etwa Wanderstöcke, Ski, Lawinensonden oder auch Äste verwendet werden. Dabei ist darauf zu achten, dass durch eine gute Fixierung des behelfsmäßigen Schienungsmaterials

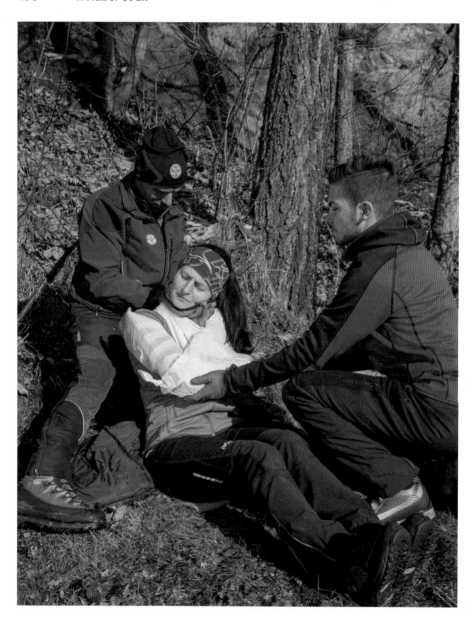

Abb. 11.13 Stabilisierung des Arms mit Dreiecktuch

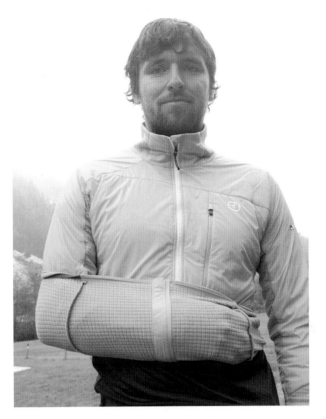

Abb. 11.14   Stabilisierung mit der eigenen Jacke

die Verletzung auch tatsächlich gut ruhiggestellt ist und es zu keinen Druckstellen kommt.

11.3.2   Schienung von Fingern und Zehen

Finger bzw. Zehen lassen sich einfach mit einem Tape-Verband schienen.

Dabei verbindet man das verletzte Fingerglied mit dem angrenzenden gesunden Fingerglied.

Mit Hilfe einer starken Kleiderschere kann auch eine Universalschiene entsprechend zugeschnitten und mit einer Mullbinde, einem Tape oder Ähnlichem fixiert werden.

11.3.3   Entfernung von Ringen

Bei Schwellung an der Hand sollte unbedingt ein ggf. vorhandener Ring entfernt werden. Sollte dies aufgrund der Schwellung nicht möglich sein, so empfiehlt sich die Faden-Methode.

Ein langes Stück Zahnseide oder Bindfaden wird von der Handfläche her unter dem Ring nach vorne durchgefädelt. Das hintere Ende wird festgehalten und der Rest vom Ring bis zum Mittelgelenk eng um den Finger gewickelt. Das vordere Ende des Fadens wird festgehalten bzw. verknotet. Nun wird mit langsamen, kreisenden Bewegungen am hinteren Ende des Fadens gezogen. Der Ring schiebt sich so immer mehr in Richtung Fingerspitze.

11.4   Anwendungen der Rettungsdecke

Die Rettungsdecke findet sich seit Jahren in jedem Verbandspäckchen und wird zum Wärmeerhalt verwendet. Zeit, sich diese unscheinbare Folie und die vielen Möglichkeiten ihrer Anwendung etwas genauer anzuschauen:

Die dünne aluminiumbeschichtete PET-Folie wurde in den USA als „space blanket" vom NASA's Marshall Space Flight Center in den frühen 1960er Jahren entwickelt und zum Schutz vor Hitze bei Raumfahrzeugen verwendet. Erstmals als Wärmeschutz am Menschen angewandt wurde die Folie aber erst später, im Laufe der Zeit wurden darüber hinaus zahlreiche andere Anwendungsmöglichkeiten entwickelt:

11.4.1   Rettungsdecke zum Wärmeerhalt

Die Rettungsdecke schützt optimal vor Wärmeverlust, einerseits weil Wärmeübertragung (*Thermokonvektion*) und Verdampfungskühlung (*Evaporation*) vermindert werden und andererseits, weil die vom Körper abgegebene Wärmestrahlung zurückreflektiert wird.

Für die Anlage ist die sogenannte Windeltechnik zu empfehlen. Dabei sollte die Rettungsdecke auf, und nicht unter die unterste Bekleidungsschicht gegeben werden, da sie sonst, bei direktem Hautkontakt, über Wärmeleitung (*Thermokonduktion*) einen kühlenden Effekt herbeiführen würde.

Die Folie wird am Rücken unter der Jacke durchgezogen, aufliegend auf der untersten Kleidungsschicht. Anschließend wird sie auseinandergefaltet und der untere Teil wird zwischen den Beinen nach vorne durchgezogen und am Bauch zusammengewickelt. Der obere Teil kann optional für den Kopf

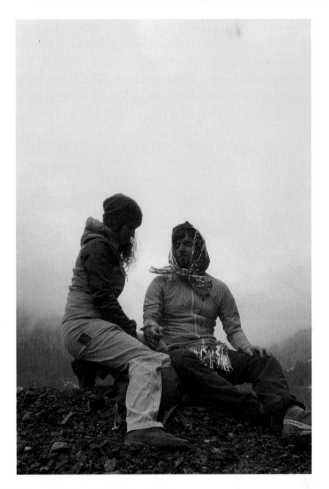

Abb. 11.15   Wärmeerhalt mit Rettungsdecke

verwendet werden. Diese Methode bietet den Vorteil der Bewegungsfähigkeit und die Folie wird dabei nicht vom Wind beschädigt (Abb. 11.15).

Es ist irrelevant, welche Seite der Rettungsdecke zum unterkühlten Patienten gerichtet ist (Abschn. 7.3).

11.4.2   Rettungsdecke als behelfsmäßige Sonnenbrille

Rettungsdecken sind durchsichtig, wobei schädliche UV-Strahlen beinahe zur Gänze gefiltert wird. Die Rettungsdecke kann man bei der oben genannten Windeltechnik über das Gesicht ziehen oder man schneidet einen ca. 15 × 100 cm langen Streifen aus der Decke und bindet diesen wie ein Stirnband über die Augen. Somit erhält man eine improvisierte Gletscherbrille. Herkömmliche Rettungsdecken haben ausreichende Durchlässigkeit von Licht und bieten gleichzeitig adäquaten Schutz vor ultravioletten B-Strahlen, um im alpinen Bereich als provisorische Augenbedeckung (Sonnenbrille) zu dienen und vor Schneeblindheit (Abschn. 8.5) zu schützen.

11.4.3 Rettungsdecke und Wärmebildkamera

Rettungsdecken haben eine negative Auswirkung auf die Suche mittels einer Wärmebildkamera. Personen, die sich komplett mit einer Rettungsdecke umhüllen, können wegen der fehlenden Wärmeabstrahlung von einer Wärmebildkamera nicht erfasst werden. Die Rettungsdecke wird von der Kamera nur als schwarzer Fleck erfasst, welcher eine auffallend kältere Temperatur als die Umgebung auf der Wärmebildkamera anzeigt. Es ist zu empfehlen, dass in Not geratene Personen bei Annäherung einer Suchdrohne oder eines Helikopters die Rettungsdecke kurzfristig vom Körper entfernen.

> **Achtung**
>
> Die Materialbeschaffenheit der verschiedenen auf dem Markt angebotenen Produkte kann erheblich voneinander abweichen, somit können diese auch eine unterschiedliche Reißfestigkeit aufweisen. Ebenso können Gegenstände mit scharfen Rändern, Steine, Äste, aber auch Reißverschlüsse der Kleidung die Folie zum Einreißen bringen.
>
> Weiters ist anzumerken, dass Rettungsdecken für die improvisierten Anwendungsformen relativ neuwertig sein sollten, da diese im Laufe der Jahre spröde werden können.
>
> Die meisten Hersteller falten die Rettungsdecke in Längsrichtung, so dass diese beim Auspacken die ideale Länge von 210 cm im Strang entfaltet.
>
> Auch improvisierte Techniken müssen gut geübt und trainiert werden!

11.5 Schutz suchen

Eine gute Tourenplanung sollte zwingend die Einschätzung der Wetterentwicklung beinhalten. Trotz vorausschauender Planung können Wetterumschwünge im Gebirge aber rasch und unvorhergesehen eintreten und für Alpinisten zur großen Gefahr werden. So ist das Risiko von Blitzschlag in

exponierter Umgebung (Gipfelplateau), aber auch am Klettersteig allgegen-
wertig. Temperaturstürze und Regen führen neben einem erhöhten Absturz-
risiko auch rasch zur Unterkühlung.

Aus diesem Grund sollte sowohl im Rahmen der Tourenvorbereitung, aber
auch während der Unternehmung immer ein Blick auf Möglichkeiten eines
Unterstandes geachtet werden.

Trockene Reservekleidung, Haube, Handschuhe und ein Biwaksack sollten
auch bei sommerlichen Touren niemals im Rucksack fehlen. Kann eine Bergtour nicht weitergeführt werden, können diese Ausrüstungsgegenstände im
Rahmen eines Notbiwaks lebensrettend sein.

Felsvorsprünge, Nischen und Höhleneingänge bieten sich hier ebenso wie
Biwakschachteln und Winterräume auf geschlossenen Berghütten an.

So lange sich die Wettersituation nicht beruhigt hat, sollte der Unterstand
auch nicht verlassen werden. Um durch die Rettungskräfte auffindbar zu sein,
soll der Standort nicht verlassen werden, sobald ein Notruf abgesetzt wurde.

Biwakschachteln und Winterräume bieten Schutzsuchenden nicht selten
auch Ausrüstung, um diese Zeit zu überbrücken.

11.5.1 Biwak

Muss ein Schneebiwak gebaut werden, so ist es zuallererst wichtig, einen geeigneten windgeschützten Platz auszuwählen. Hier eignen sich vor allem Ge-
ländekante oder Schneewechten. Egal ob das Biwak in eine kompakte Schnee-
formation gegraben oder ein Iglu gebaut wird, der Eingang sollte sich immer
unterhalb der eigentlichen Sitz-/Liegefläche befinden. Das bedeutet, dass der
Eingangsbereich nach oben gegraben wird. Damit wird einerseits gewährleistet, dass sich warme Luft oben sammelt, andererseits fließt das für den
Menschen in hoher Dosis gefährliche CO_2, welches bei der Ausatmung frei-
gesetzt wird, nach unten ab, da es schwerer ist als Luft. Es empfiehlt sich, mit
einer Lawinensonde eine kleine „Belüftungsöffnung" an der Oberseite des
Biwaks zu schaffen (Abb. 11.16).

11.6 Hygiene

Die Folgen mangelnder Hygiene fallen nicht gleich auf, sondern führen erst
nach einer gewissen Zeit zu Erkrankungen, weshalb es meist schwer ist,
mangelhafte Hygienemaßnahmen sofort zu erkennen. Darüber hinaus sind
die krankmachenden Keime für das menschliche Auge nicht sichtbar. Aus

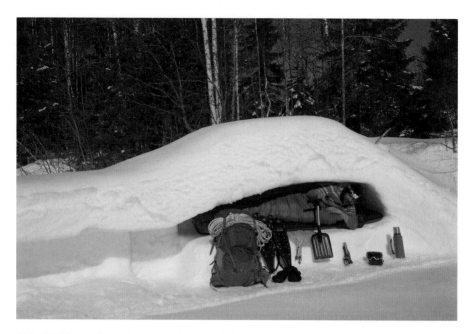

Abb. 11.16 Aufbau eines Biwaks. © nidafoto/stock.adobe.com

diesem Grund bleibt das Risiko oft unerkannt. Dazu kommt, dass bei Erste-Hilfe-Leistungen im Rahmen von Bergtouren andere Probleme im Vordergrund stehen.

Krankheitserreger können über verschiedenste Wege und in beiden Richtungen zwischen Helfern und Patienten übertragen werden:

- Tröpfcheninfektion
- Infektionen über Blut
- Schmierinfektion
- Lebensmittelinfektion
- Infektionen über Wasser

11.6.1 Infektionsprophylaxe

Im Rahmen einer Erste-Hilfe-Leistung kommt es nicht selten zu Kontakt mit Körpersekreten. Der Übertragungsweg durch Kontakt mit Blut ist hier als vordergründig zu betrachten. Wichtig ist, bei der Versorgung offener Wunden als Ersthelfer immer den Eigenschutz zu beachten. Das Tragen von Einmalschutzhandschuhen ist als obligat zu betrachten, nach erfolgter Versorgung sind Händewaschen oder eine Desinfektion der Hände zu empfehlen.

Beispielsgebend für eine Schmierinfektion im Zuge alpinistischer Unternehmungen ist das Krankheitsbild einer Bindehautentzündung (Abschn. 8.5). Kommt es durch Kontakt mit Krankheitserregern und anschließendes Reiben der Augen zu einer Infektion, so kann dies in den Folgetagen zu unangenehmen Reizzuständen des Auges führen. Besonders auf Schutzhütten mit eingeschränkten Möglichkeiten der persönlichen Körperpflege ist auf Händehygiene besonders zu achten.

Tröpfcheninfektionen sind häufig Auslöser für Erkrankungen der oberen und unteren Atemwege. Oftmals sind Viren, gelegentlich auch Bakterien der Auslöser grippeähnlicher Symptome mit begleitenden Atemwegsinfekten. Während banale Infektionen im häuslichen Umfeld oftmals lediglich zu kurzfristigen Ausfällen sportlicher Aktivitäten führen, können derartige Infektionen mehrtägige alpinistische Unternehmungen rasch gefährden. Grundregeln der Infektionsprophylaxe (Husten/Niesen in die Armbeuge, Händehygiene und Abstand) sollten strikt eingehalten werden.

11.6.2 Erste-Hilfe-Maßnahmen bei unklarem Infektionsstatus (Influenza, COVID-19 o. ä.)

Selbstschutz steht in der Ersten Hilfe immer an erster Stelle. Besteht der Verdacht auf eine mögliche Infektion, so sollten entsprechende Schutzmaßnahmen ergriffen werden. Sind Masken vorhanden (Mund-Nasen-Schutz, FFP2/KN95 oder höhere Schutzklasse), so sind diese zu tragen, ebenso wie Einmalhandschuhe. Alternativ kann auch ein Schal oder Tuch über Mund und Nase des Patienten bzw. der Helfer platziert werden. Besteht eine bestätigte Infektion, so sollte von der aktiven Überprüfung der Atmung Abstand genommen werden.

Bei Wiederbelebungsmaßnahmen (Abschn. 3.3) ist eine Mund-zu-Mund-Beatmung aus Sicherheitsbedenken nicht angezeigt. Eine Herzdruckmassage kann nach Abdecken von Mund und Nase des Patienten durchgeführt werden.

11.6.3 Schutzimpfungen

Auch Impfungen bieten einen Schutz vor Infektionen. Anzuführen ist hier insbesondere die FSME-Impfung, die vor einer durch Zecken übertragenen schwerwiegenden Erkrankung mit Entzündung der Gehirnhäute schützt (*Frühsommer-Meningoenzephalitis*). Die Gefahr einer Übertragung ist in Mitteleuropa regional unterschiedlich, jedoch als hoch anzusehen.

Ein aufrechter Tetanus (*Wundstarrkrampf*)-Schutz ist für jedermann als obligat anzusehen.

Weiterführende Literatur

Carolyn L, Handysite K, Mazzillo J et al (2013) A comparison of two techniques for tungsten carbide ring removal. Am J Emerg Med 31:1516–1519

Freer L (2006) Wilderness medicine and creativity. Lancet 368:44–45

Isser M, Kranebitter H, Kühn E et al (2019a) Die Rettungsdecke als UV-Schutz. berg&steigen 4:90–93

Isser M, Kranebitter H, Kühn E et al (2019b) High-energy visible light transparency and ultraviolet ray transmission of metallized rescue sheets. Sci Rep 9:11208

Isser M, Kranebitter H, Fink H et al (2020a) High resistance to tear forces increases multifunctional use of survival blankets in wilderness emergencies. J Wild Environ Med 1(2):215–219

Isser M, Kranebitter H, Kofler A et al (2020b) Rescue blankets hamper thermal imaging in search and rescue missions. SN Appl Sci 2:1486

Kranebitter H, Isser M, Klinger A et al (2020) Rescue blankets-transmission and reflectivity of electromagnetic radiation. Coatings 10(4):375

Leischker AH (2018) Notfall in der Wildnis. ARS Med:541–543

National Aeronautics and Space Administration. Spinoff (2006) Reflecting on space benefits: a shining example, S 56–57

Verver D, Timmermans L, Klaassen RA et al (2017) Treatment of extra-articular proximal and middle phalangeal fractures of the hand: a systematic review. Strateg Trauma Limb Reconstr:63–76

Zideman DA, Singletary EM, Borra V et al (2021) European resuscitation council guidelines 2021: first aid. Resuscitation 161:270–290

Anhang

© Springer-Verlag GmbH Deutschland, ein Teil von Springer Nature 2022
T. Huber et al., *Erste Hilfe in den Bergen*, https://doi.org/10.1007/978-3-662-65054-7

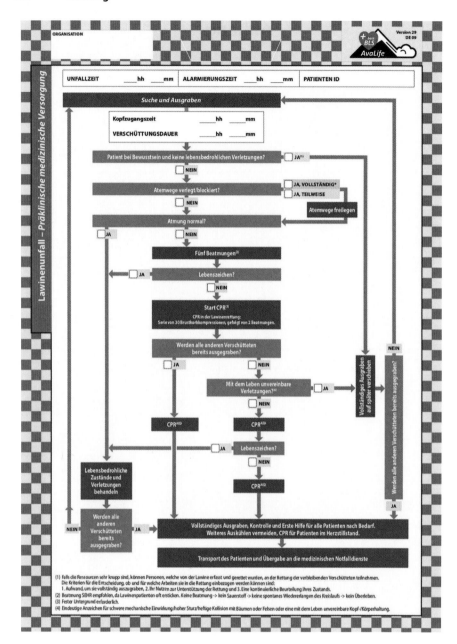

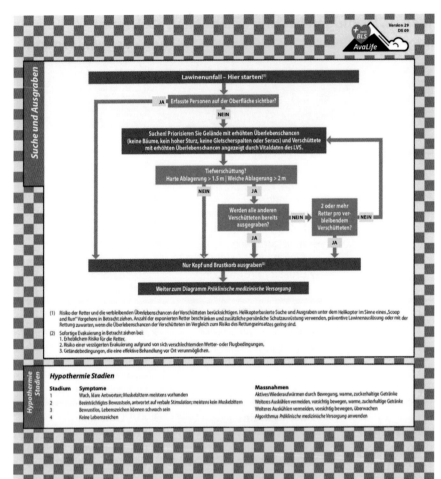

Version 29
DE 09

Lawinenunfall – Hier starten![3]

JA — Erfasste Personen auf der Oberfläche sichtbar?

NEIN

Suchen! Priorisieren Sie Gelände mit erhöhten Überlebenschancen (keine Bäume, kein hoher Sturz, keine Gletscherspalten oder Seracs) und Verschüttete mit erhöhten Überlebenschancen angezeigt durch Vitaldaten des LVS.

Tiefverschüttung?
Harte Ablagerung > 1,5 m | Weiche Ablagerung > 2 m

NEIN — JA

Werden alle anderen Verschütteten bereits ausgegraben? — NEIN

2 oder mehr Retter pro verbleibendem Verschütteten? — NEIN

JA — JA

Nur Kopf und Brustkorb ausgraben[2]

Weiter zum Diagramm *Präklinische medizinische Versorgung*

(1) Risiko der Retter und die verbleibenden Überlebenschancen der Verschütteten berücksichtigen. Helikopterbasierte Suche und Ausgraben unter dem Helikopter im Sinne eines „Scoop and Run" Vorgehens in Betracht ziehen. Anzahl der exponierten Retter beschränken und zusätzliche persönliche Schutzausrüstung verwenden, präventive Lawinenauslösung oder mit der Rettung zuwarten, wenn die Überlebenschancen der Verschütteten im Vergleich zum Risiko des Rettungseinsatzes gering sind.

(2) Sofortige Evakuierung in Betracht ziehen bei:
1. Erheblichem Risiko für die Retter,
2. Risiko einer verzögerten Evakuierung aufgrund von sich verschlechterndem Wetter- oder Flugbedingungen,
3. Geländebedingungen, die eine effektive Behandlung vor Ort verunmöglichen.

Hypothermie Stadien

Stadium	Symptome	Massnahmen
1	Wach, klare Antworten; Muskelzittern meistens vorhanden	Aktives Wiederaufwärmen durch Bewegung, warme, zuckerhaltige Getränke
2	Beeinträchtigtes Bewusstsein, antwortet auf verbale Stimulation; meistens kein Muskelzittern	Weiteres Auskühlen vermeiden, vorsichtig bewegen, warme, zuckerhaltige Getränke
3	Bewusstlos, Lebenszeichen können schwach sein	Weiteres Auskühlen vermeiden, vorsichtig bewegen, überwachen
4	Keine Lebenszeichen	Algorithmus *Präklinische medizinische Versorgung* anwenden

Survival Chance Optimized Procedures in Rescue and How to Minimize Injuries During Excavation; Genswein M; ISIN2013: 1408-1417. | A concept for optimizing avalanche rescue strategies using a Monte Carlo simulation approach; Reiweger E, Genswein M, Paal P, Schweizer J (2017); PLoS ONE 12(3): e0175877, https://doi.org/10.1371/journal.pone.0175877 | Hypothermia outcome prediction after extracorporeal life support for hypothermic cardiac arrest patients: The HOPE score; Pasquier M, Hugli O, Paal P, Darocha T, Blancher M, Husby P, Silfvast T, Carron P N, Rousson V (2018); Resuscitation 2018 May;126:58-64. doi: 10.1016/j.resuscitation.2018.02.026. Epub2018 Mar 2. | Hypothermia outcome prediction after extracorporeal life support for hypothermic cardiac arrest patients: An external validation of the HOPE score; Pasquier M, Rousson V, Darocha T, Bouzat P, Kosinski S, Sawamoto K, Champigneulle B, Wiberg S, Wanscher M CJ, Brodmann Maeder M, Paal P, Hugli O (2019); Resuscitation. 2019 Mar 30. pii: S0300-9572(19)30086-3. doi: 10.1016/j.resuscitation.2019.03.017. | Guidelines for Cardiac arrest in special circumstances 2020; Lott C, Truhlar A, Alfonzo A, Barelli A, Gonzalez-Salvado V, Hinkelbein J, Nolan J P, Paal P, Perkins G D, Thies K-C, Yeung J, Zideman D A, Soar J (2020); European Resuscitation Council 2020.

Eigen- u. Fremdgefährdung erkennen u. absichern!

Aufgaben definieren - PatientIn ansprechen - Erstversorgung

cr Lebensbedrohung	➔ Beurteilung der Gefahrenlage: Rote Zone? ➔ STARKE Blutung? ➔ Drohende Unterkühlung?	➔ Wenn Rote Zone, dann nur: ➔ Blutung stillen ➔ Wärmeerhalt
A **Atemwege**	➔ Atemwege FREI? ➔ Beengende Kleidung, Klettergurt? ➔ Lage, Körperposition behindernd?	➔ Öffnen / freimachen (Fremdkörper) / freihalten ➔ Kopf überstrecken ➔ Stabile Seitenlage
B **Be-Atmung**	➔ **NORMALE Atmung?** ➔ Atemgeräusch / Atemmuster / Hautfarbe? ➔ Brustkorb: Bewegung, Stabilität?	➔ Beruhigen ➔ Lagerung verbessern ➔ **Wiederbelebungs-maßnahmen** einleiten
C **Kreislauf**	➔ **Blutung** nach Außen? ➔ Blutung nach Innen? ➔ Kreislaufbeschwerden / Blässe / Kaltschweiß?	➔ **Blutstillung** ➔ Beurteilung Brustkorb, Bauch, Becken ➔ Schockbekämpfung entsprechend der Grunderkrankung
D **Defizite /** **Neurologie**	➔ **Bewusstsein /** ➔ Orientierung? ➔ Hinweise auf Kopfverletzung (Blut aus Nase / Ohr)? Beweglichkeit / Gefühl / Durchblutung?	➔ AVPU-Schema, FAST-Test ➔ Orientierung zu Person, Situation, Zeit, Ort? ➔ Beurteilung Wirbelsäule, Arme und Beine
E **Enduntersuchung**	➔ Weitere Verletzungen / Symptome / Unterkühlung? ➔ Unfallhergang, Anamnese? ➔ Allergien, Begleiterkrankungen?	➔ WÄRMEERHALT! ➔ Wundversorgung / Lagerung / Schienung ➔ Notruf! Vor Ort bleiben oder Abtransport notwendig?

Laufende Reevaluierung ist nötig, um allfällige Veränderungen des Patientenzustandes zu erkennen!

Stichwortverzeichnis

© Springer-Verlag GmbH Deutschland, ein Teil von Springer Nature 2022
T. Huber et al., *Erste Hilfe in den Bergen*, https://doi.org/10.1007/978-3-662-65054-7

Printed by Wilco bv, the Netherlands